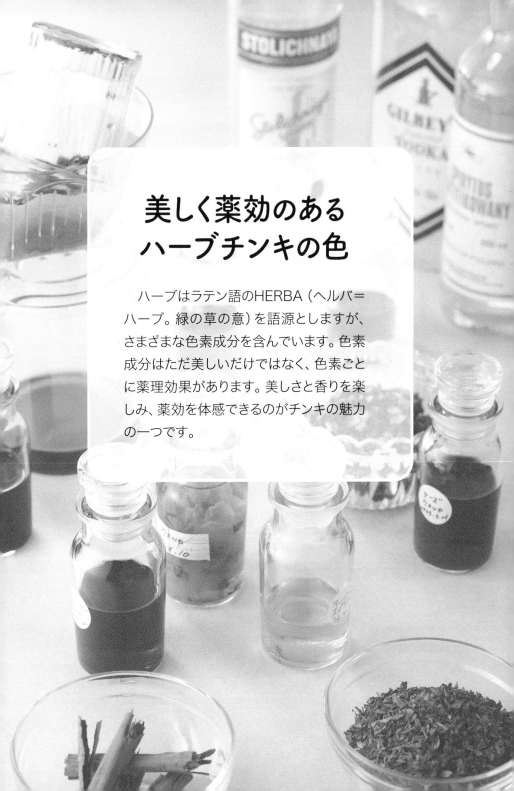

美しく薬効のある
ハーブチンキの色

ハーブはラテン語のHERBA（ヘルバ＝
ハーブ。緑の草の意）を語源としますが、
さまざまな色素成分を含んでいます。色素
成分はただ美しいだけではなく、色素ごと
に薬理効果があります。美しさと香りを楽
しみ、薬効を体感できるのがチンキの魅力
の一つです。

無彩色

無彩色（白濁色）はハトムギに含まれた「ヨクイニン」という成分です。ヨクイニンはハトムギの殻と皮を取り除いた中に存在します。

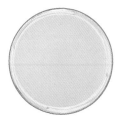

はと麦／ウォッカ
（149ページ）

青色系

マロウとバタフライピーは青のアントシアニン系色素を含みます。バタフライピーはアントシアニンを多く含有し、濃い青色が抽出されます。

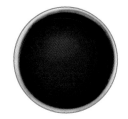

バタフライピー／ウォッカ
（147ページ）

緑色系

葉緑素（クロロフィル）と呼ばれる色素成分は脂溶性で、アルコール度数が高いスピリタスなどで抽出できます。この成分は光を吸収し、光合成を行うため、光に反応します。日中は使用しないでください。

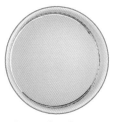

ネトル／スピリタス
（145ページ）

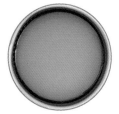

びわ／スピリタス
（153ページ）

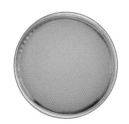

ペパーミント／スピリタス
（155ページ）

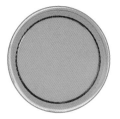

マロウ／スピリタス
（157ページ）

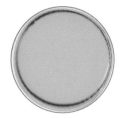

よもぎ／スピリタス
（164ページ）

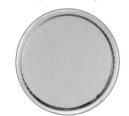

ラベンダー／スピリタス
（166ページ）

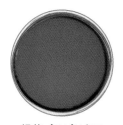
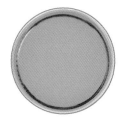

緑茶／スピリタス
（167ページ）

ローズマリー／スピリタス
（177ページ）

黄色系 黄色の色素成分にはカロテノイドの黄色〜赤色とフラボノイドの黄色〜オレンジがあります。カロテノイドは脂溶性でアルコール度数が高いとより多く抽出されます。フラボノイドは水溶性です。

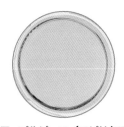
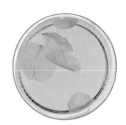
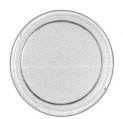

アップルピース／スピリタス
（119ページ）

梅／ウォッカ
（120ページ）

梅／スピリタス
（120ページ）

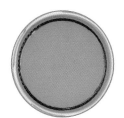
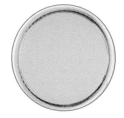
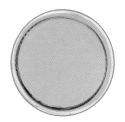

エキナセア／ウォッカ
（121ページ）

カレンデュラ／スピリタス
（128ページ）

桜／ウォッカ
（130ページ）

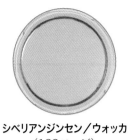

シベリアンジンセン／ウォッカ
（133ページ）

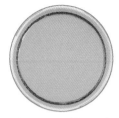

ジャスミン／ウォッカ
（135ページ）

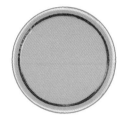

フェンネル／ウォッカ
（154ページ）

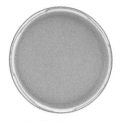

ゆず／ウォッカ
（163ページ）

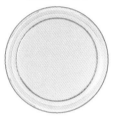

ゆずの種／ウォッカ
（163ページ）

赤色系

赤色の色素成分にはアントシアニン系色素があり、赤〜紫〜青の色があります。また、リコピンやβ-カロテンのようにオレンジ〜赤のカロテノイドがあります。赤や赤色がかったオレンジになります。

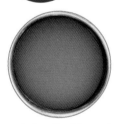

アイブライト／ウォッカ
（118ページ）

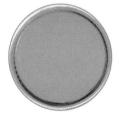

アップルピース／ウォッカ
（119ページ）

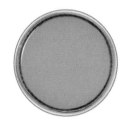

エルダーフラワー／ウォッカ
（122ページ）

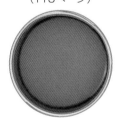

オリーブ／ウォッカ
（123ページ）

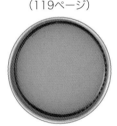

オレンジピール／ウォッカ
（124ページ）

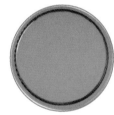

オレンジフラワー／ウォッカ
（125ページ）

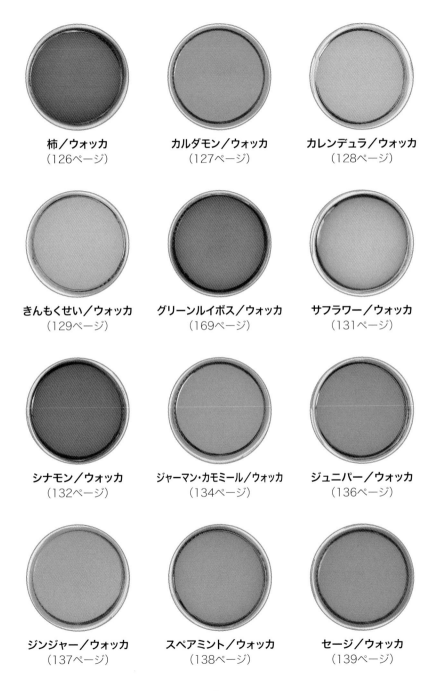

柿／ウォッカ
（126ページ）

カルダモン／ウォッカ
（127ページ）

カレンデュラ／ウォッカ
（128ページ）

きんもくせい／ウォッカ
（129ページ）

グリーンルイボス／ウォッカ
（169ページ）

サフラワー／ウォッカ
（131ページ）

シナモン／ウォッカ
（132ページ）

ジャーマン・カモミール／ウォッカ
（134ページ）

ジュニパー／ウォッカ
（136ページ）

ジンジャー／ウォッカ
（137ページ）

スペアミント／ウォッカ
（138ページ）

セージ／ウォッカ
（139ページ）

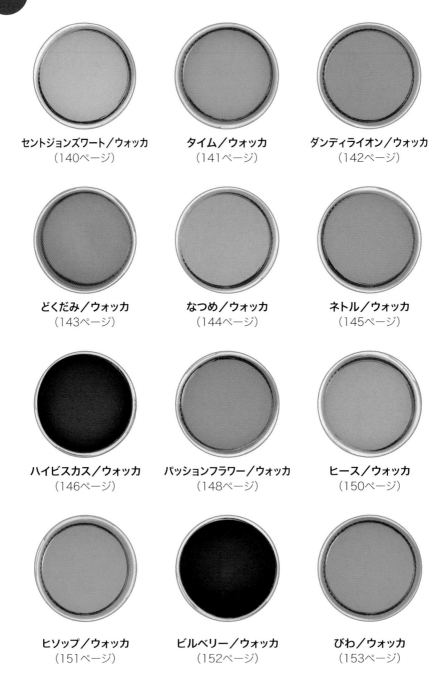

赤色系

セントジョンズワート／ウォッカ
（140ページ）

タイム／ウォッカ
（141ページ）

ダンディライオン／ウォッカ
（142ページ）

どくだみ／ウォッカ
（143ページ）

なつめ／ウォッカ
（144ページ）

ネトル／ウォッカ
（145ページ）

ハイビスカス／ウォッカ
（146ページ）

パッションフラワー／ウォッカ
（148ページ）

ヒース／ウォッカ
（150ページ）

ヒソップ／ウォッカ
（151ページ）

ビルベリー／ウォッカ
（152ページ）

びわ／ウォッカ
（153ページ）

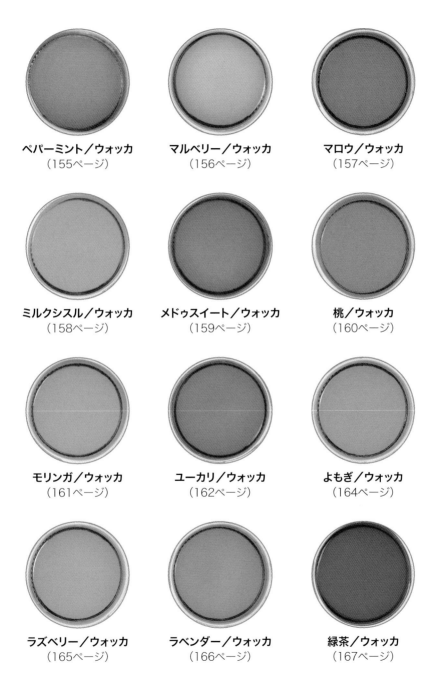

ペパーミント／ウォッカ
（155ページ）

マルベリー／ウォッカ
（156ページ）

マロウ／ウォッカ
（157ページ）

ミルクシスル／ウォッカ
（158ページ）

メドゥスイート／ウォッカ
（159ページ）

桃／ウォッカ
（160ページ）

モリンガ／ウォッカ
（161ページ）

ユーカリ／ウォッカ
（162ページ）

よもぎ／ウォッカ
（164ページ）

ラズベリー／ウォッカ
（165ページ）

ラベンダー／ウォッカ
（166ページ）

緑茶／ウォッカ
（167ページ）

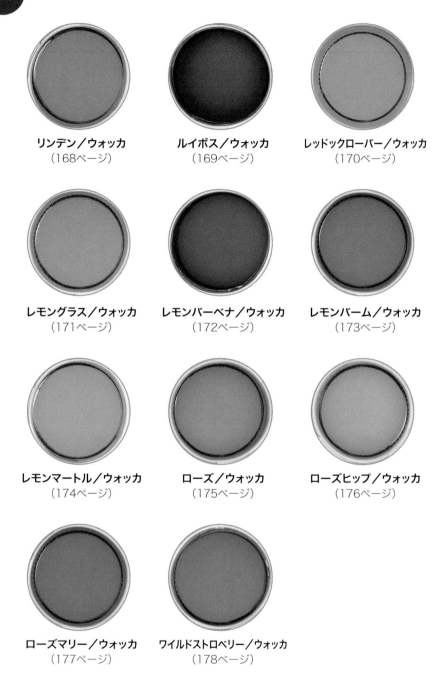

リンデン／ウォッカ
（168ページ）

ルイボス／ウォッカ
（169ページ）

レッドックローバー／ウォッカ
（170ページ）

レモングラス／ウォッカ
（171ページ）

レモンバーベナ／ウォッカ
（172ページ）

レモンバーム／ウォッカ
（173ページ）

レモンマートル／ウォッカ
（174ページ）

ローズ／ウォッカ
（175ページ）

ローズヒップ／ウォッカ
（176ページ）

ローズマリー／ウォッカ
（177ページ）

ワイルドストロベリー／ウォッカ
（178ページ）

暮らしに役立つ
ハーブチンキ事典

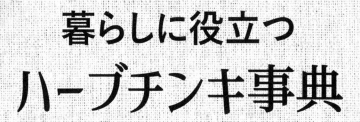

川西 加恵

アロマハウス ラ・メゾンフォーレ主宰

BAB JAPAN

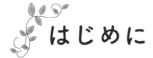

はじめに

～紀元前より親しまれた、
植物からの贈り物を追いかけて～

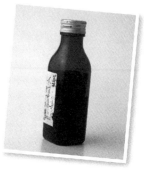

祖母の手作りチンキ。栄養剤が入っていた遮光の空き瓶に入れてくれた。

　私が一人暮らしを始めるというと、祖母が持たせてくれたものが3つあります。一つめはぬか床、二つめが梅肉エキス、そして三つめがチンキです。焼酎にセントジョーンズワートを浸けたものでした。

　私は幼い頃、肌が弱く、特に夏、蚊に刺されると赤く腫れあがってしまい、市販の薬ではなかなかよくなりませんでした。そんな私が唯一頼れたのが、祖母が作ってくれたオトギリソウのチンキでした。

　虫に刺されるとチンキをガーゼに浸し、湿布のように患部に貼りつけます。冷蔵庫で保存し、冷たくなったチンキの湿布は、それだけで痛がゆさを癒やしてくれました。

　実際のところ、薬効がどれほどなのかは知りませんでした。ただ、そのチンキが冷蔵庫に常備されているだけで安心したものです。繰り返し湿布をすると、炎症や腫れはひき、赤みが小さくなります。私はチンキの素晴らしさを体感して育ちました。

　2本持たせてもらったうちの1本は、長い年月で使いきってしまいました。けれど、祖母が亡くなってしまった今、最後の1本は祖母との幼き日の思い出として、大切に保管してあります。

　びわの葉やよもぎ、ゆず、桃の葉のチンキは、作ったことのある方もいるかもしれませんね。どれも、お肌によく、家族全員で使用することができるチンキです。昔ながらの知恵で利用されてきたこれらの

植物は、薬局などでスキンケアローションとして市販もされています。実は、それほどチンキは日本人にとって身近なものなのです。

　日常で触れる機会がなくても、ハーブやアロマに興味のある方なら、書籍やハーブ、アロマの講座などで、必ずといっていいほどチンキという言葉を目にしたでしょう。実際に、チンキ作りのレッスンを受けた方もいるかもしれません。そこでチンキに魅了された方々は、それ以降も作り続けているのではないでしょうか。

　拙著『予約のとれないサロンの とっておき精油とハーブ秘密のレシピ』『その症状を緩和するアロマとハーブの処方箋』（いずれも小社刊）にも、チンキの作り方や使用方法を載せました。それほど、アロマやハーブの本には外せない内容なのです。

　今ではネットショップなどで「チンキ」と検索すると、目的に応じたさまざまなチンキ剤が販売されています。ところが、アロマやハーブをテーマにした本があっても、なぜかチンキをテーマにした本に出会うことはありませんでした。

　そんなとき、前著の執筆中に、担当編集者の方から「チンキの本を書いてみませんか？」というお話をいただきました。チンキの本を渇望していた私にとっては、願ってもないオファーでした。

　せっかく、お話をいただいた貴重な機会です。今回の本は、自分で実際にチンキを作ってみて気づいたことや、講義で生徒さんから質問された内容などをできる限り盛り込み、「チンキの定本」を目指しました。ハーブに関しては、チンキとしておすすめのものを、チンキ作りを意識したハーブ事典として、第5章にご紹介しています。

　幾千年もの昔から伝わり、植物が生み出すフィトケミカルがギュッと詰まったチンキの世界へようこそ!!

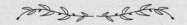

チンキの事典　もくじ

−第3章−　ハーブチンキの使い方

－第4章－　ハーブチンキの成分

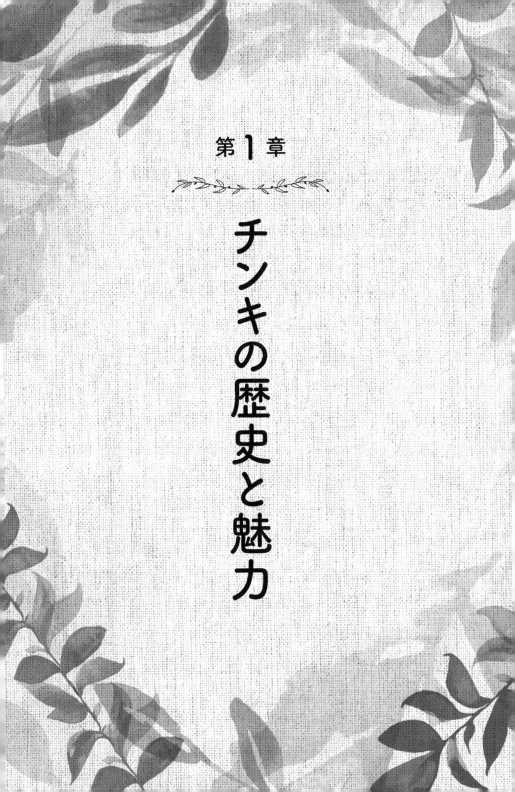

第1章

チンキの歴史と魅力

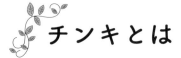

チンキとは

　チンキは、ドライハーブをアルコールに浸して抽出したもので、英語ではチンクチャー（tincture）といいます。ハーブティーでは味わえない脂溶性成分や揮発性成分、エッセンシャルオイル（精油）では体感できない水溶性成分など、さまざまな成分がアルコールに溶け出しています。

　だから、ハーブティーやエッセンシャルオイルでは楽しめなかった成分を活用することができます。アルコールで抽出するため、保存期間が1〜2年と長期になるのも特徴です。

　本来はドライハーブで作られますが、現在はフレッシュハーブでも作られるようになりました。抽出されたチンキ剤は、現代のような薬剤が存在していなかった時代では、希釈し、内用や外用の薬として使用されてきました。

　現在では、治療目的で使用されるチンキの種類は、数が限られていますが、以前はいくつかのチンキが日本薬局方（※1）にも記載されていました。精油ほどの高濃度ではないにせよ、その薬理作用は高いものも多く存在しているといえるでしょう。

　私たちが今回、家庭用に使用するのは、チンキを適正濃度に希釈して作成したローション、クリーム、石けんなどです。チンキはこれらの基材の一つとして用いています。

　あなたの家には、どくだみや薬草を使ったうがいや虫刺され用の民間薬などはありませんか？　「おばあちゃんの知恵袋」として古くから伝えられきた、薬草で作られた「家庭の薬」です。

　ただ、浸けるアルコールをウォッカやスピリタスなどの飲料にする

と、お料理にも使え、かつ長期保存可能のスーパーアイテムになります！

　このチンキも、昔は薬の一つでした。そして実は、現代でも一部のチンキは生き残り、医療の現場で使われています。

　科学が格段の進歩を遂げた今もなお、昔ながらの薬草で作られるチンキ。その魅力や特徴にはどのようなものがあるのでしょうか？

　そこで、古代にさかのぼって、チンキが登場した頃をひも解いてみましょう。

チンキの始まり

　チンキの大切な原料であるハーブは、古代史、神話の世界が身近な時代から存在し、私たちの生活を支えてくれていました。

　紀元前1500年頃、古代エジプトの医学書『エーベルス・パピルス』には、ニガヨモギ、ホップ、トウダイグサなど多くのハーブが記されています。その中でケシのチンキが子どもの夜泣きに使われていたことは有名です（もちろん、現在は使用を禁じられています）。

　紀元前460年頃の古代ギリシャではすでに260種類以上のハーブが薬

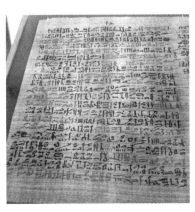

エーベルス・パピルス

※1『日本薬局方』　厚生労働大臣によって定められた日本の医薬品の規格基準書。

草として使用され、400 もの処方が考えられていたことが「医学の父」と呼ばれるヒポクラテスの文献に記されています。

その中で、「ハーブを煮出した液を処方（＝ハーブティー）」や健康でいるためには「芳香浴（＝アロマバス）」や、「香りを漂わせたマッサージを毎日行うこと（＝アロマトリートメント）」が、人間に備わった自然治癒力を高めるとしました。また、特定の植物の芳香が伝染病に有効であるとし、実際にアテネの町を伝染病のまん延から防いだことが伝わっています。

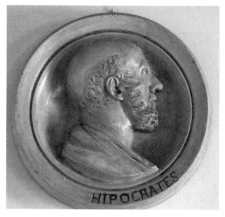

ヒポクラテス

この中では、ワインにハーブを入れて薬酒として用いた、ともいわれています。前出の『エーベルス・パピルス』に登場したチンキという名称を、ヒポクラテスが使用していたかどうか定かではありませんが、これが水薬とされ、リキュールの起源となりました。アルコールにハーブを入れた薬酒も、その製法からチンキと考えることもできます。

西暦1年のローマ時代には、ディオスコリデスが薬酒を用いていたことが彼の書に書かれています。西洋で薬酒として体系化されたのが西暦150年頃、ローマ時代のクラウディス・ガレノスによって行われました。

　ワインにハーブを入れて作った「ガレノス製剤」といわれる薬酒が、チンキのはじめとされています。彼はヒポクラテスの医学をベースに、さまざまな製剤法を発明し、蒸留の実験、アルコールなどの安定した添加剤を利用して、医学的な相乗効果を求めて実験を行っていたといわれます。

　ガレノスは積極的にハーブを薬として用い、その正しい調合方法と使用法の指導を行いました。彼は、錠剤や軟膏をはじめ、ハーブを使用しやすい製剤にするべく研究し、薬剤の基礎を作ります。その製剤の一つに、チンキ剤があります。

「蒸留酒」という アルコールの誕生

　チンキに必要なのは、ハーブとアルコールです。ヒポクラテスやガレノスの時代は、まだ私たちが今回チンキを作るときに使用している蒸留酒はありませんでした。

　蒸留酒が誕生したのは8世紀頃のアラブで、ジャービル・イブン＝ハイヤーンが作り出したといわれています。彼はワインを蒸留してアルコール度数の高い液体を採り出し、さらに蒸留を進め、精製することによって、アルコール度数の非常に高いものが採り出されることに気づきます。現在でも芳香蒸留水を採り出す蒸留器をアランビックといいますが、これがアルコールの語源であることはあまりにも有名です。

　1096年（11世紀）、第1回十字軍の遠征の戦利品として、ヨーロッパに渡ったと考えられている蒸留酒は、「アクア・ヴィータあるいはヴィテ Aqua vitae（生命の水）」と呼ばれ、薬として扱われます。やがて生活の中に浸透し、薬としての役割から嗜好品へと変化し、広まっていき

ました。

　そして各地で時間をかけながら、その土地に適した作物を利用して作られました。ここで、ウォッカ、ウィスキー、ブランデーなどさまざまな種類のスピリッツが登場することとなります。

　この蒸留酒というアルコールの誕生によって、ヨーロッパではハーブをアルコールで浸けたチンキが誕生し、これがやがて薬酒になったともいわれています。

　事実、現在のリキュールは、ヒポクラテスの時代のようなワインにハーブを浸けたものではなく、蒸留酒をベースにして作られているものが一般的です。チンキ剤は蒸留酒の発明なくして誕生はしなかったのです。

修道士たちによる　薬草園と薬草酒

　中世で広まった、ハーブをアルコールで浸けた薬酒は、修道院で作られ続けます。中でもチンキの仲間ともいえるハーブとアルコールに氷砂糖を入れて作るエリキシル（またはエリクシル）は、それぞれの修道院で育てられたハーブを使用していることから、修道院によってさまざまな種類が存在していたようです。

　当時の修道院の役割は宗教の普及活動だけではなく、福祉的役割や病に苦しむ人々を受け入れる病院に似た役割も果たしていました。事実、南イタリアでは修道医学が盛んであったこと、スペインでは医学は聖職者の仕事であり、院内には薬草園はもちろん、病院や薬局も備わっていました。

　修道院の活動の一つには病気に苦しむ人への施しがあり、その中に薬としての側面もあったエリキシルがありました。もちろん、ワイン同様、

修道士（修道女）の栄養物という側面もあったようです。

　エリキシルが後にハーブをアルコールに浸けたドイツのベネディクティンや、フランスのシャルトリューズといったリキュールへとつながります。

　やがて、それぞれの修道院で作られる薬酒（リキュール）はオリジナルレシピで調整法や保存法が発展し、そのレシピや薬草の収穫に至るまで、厳重に管理されることになります。薬草の乾燥法や管理法なども確立され、これが薬局の原型になったともいわれています（※）。

※古代ヨーロッパのケルト民族の薬草師たちが自然薬として作り出したものが起源とする説などさまざまあります。

中世より伝わる薬酒「エリキシル」

　古（いにしえ）より伝わるエリキシルは、現在でも液剤の一種として、用いられています。名称も「エリキシル剤」（※）です。

　医薬品のような高い薬効はありませんが、家庭でもエリキシルを手作りし、そのよさを楽しんでみてください。

※現在の医薬品としてのエリキシル剤とは、甘味・芳香のあるエタノールを含む透明な内容液剤です。医薬品またはその浸出液にエタノール、精製水、着香剤および白砂糖または甘味材を加え、ろ過等により透明な液に制します。（薬事日報 2016／12）

　＜材料＞
・ドライハーブ合計で大さじ３（ローズ、ペパーミント、シナモンなどお好みで）
・氷砂糖大さじ１〜２（白砂糖でもOK）

・35％以上のウォッカ（ハーブと氷砂糖が浸るくらい）
・密閉容器

＜作り方＞
１）　密閉容器に氷砂糖を入れる。
２）　ハーブを１）に加える（シナモンなどの大きなハーブは砕く）。
３）　ウォッカで容器を満たす（ハーブが浸るくらい）。

　1300 年頃、スペインのアラゴン地方出身の、錬金術師で占星術師、医師のアルノー・ド・ヴィルヌーヴ（1235 ？～ 1312 ？）がロー・クレレットという薬酒を作り、病人に提供したことがわかっています。
　この薬酒はワインを蒸留したスピリッツにローズ、レモン、オレンジフラワー、数種のスパイスを浸け込んだものです。このエリキシルをアルノーの弟子ライモン・リュルは「アルノーが香りつきのアルコールを作った」と書き残しています。これがお酒の世界ではリキュールの最も古い記録としています。そのためアルノーは「リキュールの父」と称されています。

　1346 年にヨーロッパでペストが蔓延すると、このエリキシルは人々を感染から救う薬品として取り扱われていました。
　現在ではリキュールは、蒸留酒にハーブを浸けて作り上げるチンキに甘味料や着色料などが添加され、色、香り、味を楽しめるようになっています。その一方で、リキュールの原型のエリキシルは薬酒あるいは水薬としての役割を担っていたという意味では、ハーブなど植物の薬効を抽出する側面からいうと、チンキの一種ととらえることも可能なのかもしれません。

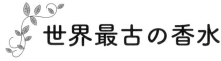 世界最古の香水

　14世紀になると、アロマやハーブを学ぶと必ず、世界最古の香水「ハンガリーウォーター」が登場します。時のハンガリーの王妃エリザベートに献上されたことで有名なチンキです。

ハンガリーウォーターの逸話

　1370年ごろ、70歳を超えたハンガリーの王妃エリザベートはリウマチに悩まされながら、王亡きあとのさびしい日々を過ごしていました。

　そんなある日、王妃はポーランドの若き国王の肖像画を見たとたん、一目惚れをしてしまいます。そして、昔の容貌を取り戻し、その王とおつき合いをしたいと思うようになりました。

　そこで、若返りの秘薬を知る遠い森に住む隠者に相談に行きます。その途中でみすぼらしい身なりの男(実はこの男こそ隠者！)に会います。心優しい王妃は、その男にマントと食べ物を与えました。感動した男は王妃に、「若返りの香水」の処方を教えました。

　王妃は喜び、その処方どおりに香水を作って試しました。すると日ごとに美しくなっていき、リウマチもよくなり、若返っていくのでした。そして、ポーランドの若き王から求婚されたとのことです。

　現存する最古の香水……現在にまで廃れずに伝わる魅力を、再発見してみましょう。

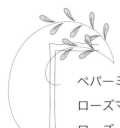

現存する世界最古のハーブブレンドの比率

ペパーミント	10g
ローズマリー	10g
ローズ	5g
レモンピール	5g

※一説にはピールの代わりに
　オレンジフラワーとも

＜それぞれの働き＞

ペパーミント：殺菌作用、強肝作用、健胃作用、鎮痛作用、心身疲労回復、頭脳明晰作用、肌うっ滞除去作用、発汗作用など

ローズマリー：強肝作用、健胃作用、鎮痛作用、抗リウマチ作用、収れん作用、頭脳明晰作用、コレステロール低下作用、うつ病、更年期障害、抗酸化作用→若返り効果

ローズ：強肝作用、健胃作用、強脾作用、抗うつ作用、催淫作用、浄血作用、収れん作用、美肌作用

レモンピール：利尿作用、強肝作用、健胃作用、抗リウマチ作用、刺激作用、収れん作用、浄血作用、皮膚軟化作用など

最古の香水の真実は……

　ハンガリー王妃エリザベートと国王は年の差結婚だったともいわれています。モデルが実在のエリザベート（1305〜1380）であれば、彼女は15歳くらい、ハンガリー王カーロイ1世は32歳での結婚だったようです。しかも彼女はポーランド国王の娘でした。ここがポイント！

　エリザベート王妃にウォーターが献上されたのが1370年、当時のポーランドはハンガリーの国王がポーランドの国王も兼ねたとか……。

　物語では遠い森に住む隠者に相談に行き、隠者から「若返りの香水」の処方を教えられたとありますが、王妃が一人で森に行くことはありえません。献上したのは修道士とか、尼僧だったなど、説はさまざまですが、薬草園で薬草を扱う教会関係者とみるのが自然かもしれません。

　ハンガリーウォーターで日ごとに美しくなり、リウマチもよくなって若返り、ついにポーランドの若き王から求婚されたというハッピーエンドで、この逸話は終ります。でも、史実では当時のポーランドの王とは結婚していません。それもそのはず、当時のポーランド国王は、彼女の息子のラヨシュ1世（ポーランドとハンガリーの国王）だったのです。史実と逸話が全然違いますね。

　ただし、伝わっているハーブは、現代においても若返り効果が認められており、特にローズマリーに含まれるウルソール酸には、レチノールよりお肌のはりとしわの改善に高い働きを示すことがわかってきました。ここに、現在まで伝え続けられる理由があるのかもしれませんね。

ヨーロッパにおける 「チンキ剤」の登場

　アロマやハーブを学ぶと、必ずといっていいほど、14 世紀のハンガリーウォーターを「チンキ」として実際に作成し、古の人々の知恵と香りを体験します。ただ、ここでは「世界最古の香水」として紹介されることが多いです。

　では、「チンキ剤」という名目で作成され、薬剤として使用されていたのはいつ頃からなのでしょうか？

　先述した、『エーベルス・パピルス』にケシのチンキ剤が子どもの夜泣きに使われていたことを思い出してください。このケシの未熟果に浅く傷をつけて乳状液を採り出して乾燥し、粉末にしたアヘンの登場が、現在でも日本薬局方に記載されています。

　これは「アヘンチンキ剤」という名で、治療薬として一部の疾患に使用されています。アヘンを医薬品として使用していた歴史は古く、19 世紀までは世界的にも名薬として用いられてきました。ただし、これによって命を落とした人が多くいたのも、また事実です。

　17 世紀になると新薬が次々に生み出されていきます。その中の原料としてアヘンは排除されずに存在していました。1669 年に「イギリスのヒポクラテス」と称されるトマス・シドナムがアヘンチンキ剤の処方を公表しています。

　これはシドナムの功績の一つで、「シドナムのローダナム（褒め称えられるもの）」とされ、鎮痛、鎮痙、揮発衝動剤として 17 世紀においてもヨーロッパ各地の薬局方に掲載され、使用されました。

　18世紀になると「テーベ・エキス」として多くの処方に使用しました。テーベ（テーバイ）はギリシャのポリスの一つ、アヘンの原産地として知られていました。

　このチンキは江戸時代の日本にも、医療薬として緒方洪庵や杉田玄白ら蘭学医・蘭学者に知られることとなり、日本にも輸入されるようになりました。

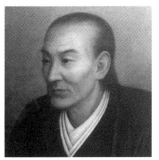
緒方洪庵

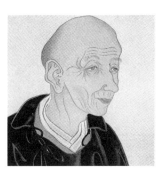
杉田玄白

神医が考え出した東洋のチンキ

　東洋でのチンキのはじまりは、後漢366年頃に活躍し、『三国志』にも登場する「神医」華佗が考え、作り出した「屠蘇（と そ）」といわれています。

　彼は東洋で初めて麻酔を使用し、外科手術を行ったといわれている人物で、魏の武将であった曹操に仕えた侍医でした。

　曹操の健康管理のため、あるいは自らの健康のために数種類の生薬を調合し、お酒に浸し、飲用したそうです。お酒を好む曹操にとっても効果的に薬草を摂取できる方法だったのかもしれません。

　このお酒は「邪気を払い（屠（ほふ）る）、心身を蘇らせる」「屠絶して魂を蘇（と ぜっ）らせる」という意味合いがあることから、「屠蘇」と呼ばれるようにな

ったという説が一般的です。

　その後、華佗は西暦208年に曹操の怒りを買い、処刑されたため、彼の医療や医術は後世に正確に伝わることはなかったといわれています。ですが、お屠蘇に関してはのちの世にも語り継がれ、100年ほどあとの晋、隋、唐の時代の書にも記録され続けることになるのです。

　中国におけるお酒の歴史は古く、紀元前2200年ともいわれています。

　中国のお酒を二つに分けると、「黄酒」と「白酒」があります。黄酒は醸造したお酒を、年月をかけてねかせる老酒とも呼ばれ、代表的なものに紹興酒があります。白酒は蒸留酒で、南から伝わったといわれます。

　蒸留技術は紀元前3000年頃メソポタミアで誕生したといわれます。この蒸留法がインドを経由して中国に伝わったのがアラブやヨーロッパよりも早いとしたら、ハーブ（生薬）を蒸留酒に浸けて抽出したチンキは中国のほうが早かったという説にもうなずけます（諸説あり）。

　ちなみに蒸留酒である白酒は、私たちがチンキを作成するときにも使用するアルコールの一種、ホワイトリカーです。

華佗のレシピ

　華佗が曹操に処方したと考えられる屠蘇散の生薬の種類

・**赤朮**（せきじゅつ）…オケラの別称、キク科の多年生草本

　　　　　　健胃作用、利尿作用、整腸作用など

　　　　　　現在は蒼朮と白朮が日本薬局方に掲載

・**山椒**（さんしょう）…加温作用、鎮痛作用、制吐作用など

　　　　　　現在の屠蘇散にも配合されている

- **桔梗**〈ききょう〉…現在の屠蘇散にも配合されている

　　　　　　排膿作用、鎮痛作用、消炎症作用など

　　　　　　西洋医学でも鎮咳作用、去痰作用があるとされている

- **防風**〈ぼうふう〉…江戸時代、中国から伝わり江戸幕府の命で栽培され

　　　　　　た。代謝促進、緩下作用など

　　　　　　現在の屠蘇散にも配合

- **桂皮**〈シナモン〉…胃腸を温める作用、疲労回復作用、冷え性緩和、

　　　　　　殺菌作用、冷えからくる腹痛、解熱作用など

　　　　　　現在の屠蘇散にも配合

- **丁子**〈クローブ〉…抗菌作用、歯痛止めなど

　　　　　　現在の屠蘇散にも配合

- **陳皮**〈オレンジピール〉…ミカンの皮を干したもの

　　　　　　健胃作用、風邪予防、鎮咳作用、去痰作用

　　　　　　現在の屠蘇散にも配合

- **花椒**〈ホワジョウ〉（中国の山椒）

　　　　　　…冷えからくる腹痛に役立つ、加温作用

　　　　　　（特に胃腸）、現在は山椒が配合されることが多い

- **浜防風**〈はまぼうふう〉（ハマボウフウの根）

　　　　　　…発汗作用、鎮痛作用、去痰作用、風邪予防、防風は

　　　　　　日本での生産はありません。防風の代用品として使

　　　　　　用

　　　　　　生薬の上では、浜防風では防風の代わりにならない

　　　　　　という考えもある

- **細辛**〈ぼうふう〉…鎮咳作用、鎮痛作用など（日本での生産は無）

- **大黄**〈だいおう〉…便通をよくする、消炎症作用、利尿作用など

　　　　　　現在の屠蘇散には配合されていることは少ない

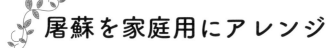

屠蘇を家庭用にアレンジ

　華佗が使用したと伝わるハーブ（生薬）をすべて揃えることは難しいと思いますが、よく見ると現在でも身近にあるハーブが存在しています。

　その中から4種類程度選んで作成してみましょう。ただし、園芸用で販売されている桔梗などは、食用ではない可能性があるので注意が必要です。

　＜材料＞
・蒸留酒で作る場合はホワイトリカー 300ml
・ハーブ[例：シナモン1〜2本、オレンジピール tsp（ティースプーン）1/2、クローブ tsp1/3、フェンネル tsp1/3、サフラワー tsp1/2]
　目安は保存瓶の底から1〜2cm程度の量
・お茶袋（なくても可）

　＜作り方＞
1）　お茶袋にお好みのハーブを入れる。
2）　保存瓶にハーブを入れたら、アルコールを注ぎ入れる。
3）　2〜3週間冷暗所で寝かせる。

　・ホワイトリカーで作った場合は、割って飲むこと。そのままストレートで飲みたい場合は清酒を使用します。
　・日本酒などが苦手な場合やアルコール濃度を下げたい場合は、みりんで抽出させるか、日本酒とみりんをブレンドして抽出させましょう。
　・お酒とみりんの目安は日本酒：みりん＝2：1または3：1。お好みでみりんを多めにした、甘めのお屠蘇もおすすめです。

＜お屠蘇の飲み方＞

　お屠蘇は新年の挨拶をしたあと、東を向いて年少者から年長者の順番でいただきます。

　これは、年少者の若いエネルギーを飲み干すという意味があります。毒味の名残が残っているという説もあります。厄年の人は最後に飲みます。厄年ではない者から厄を払う力を授かるという意味があります。

「お屠蘇」は日本のチンキの原型！？

　日本ではじめてお酒にハーブを浸し、有効成分を抽出したものがみられるのは、811年、平安時代においてです。時の天皇である嵯峨天皇が、宮中においてふるまわれたお屠蘇がはじまりといわれています。

　その後、宮中祭事であるお正月行事の一つとして、お屠蘇を飲む習慣が定着したといわれています。この内容は紀貫之の『土佐日記』でも、お正月に飲まれる様子が描かれています。

　ただし、ここではチンキという名称は登場していません。あくまでも宮中祭事で無病息災を祈る縁起物としての意味が強い、「お屠蘇」とのみ記載されています。

　やがて江戸時代になると、庶民の間にもお屠蘇を飲む習慣が定着していきます。

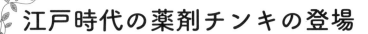

江戸時代の薬剤チンキの登場

　日本におけるチンキの登場をたどるとき、チンキの語源がオランダ語の tinctuur にあることが大きなヒントになります。

　チンキの語源を母国語とする、オランダとの交易が盛んに行われた江戸時代の輸入品の中身を調べると、サフランがチンキの材料として輸入されているのがわかります。また当時、インドネシアの首都でオランダ領であった頃のバタビアから、ニガヨモギチンキやアヘンチンキが薬物として輸送されてきていたのが、リストとして残っています。

　オランダがアヘンを貿易品として日本に輸入するのは、東インド会社解散後の 19 世紀に入ってからといわれます。それまではイギリス東インド会社が、インドでのアヘンの独占貿易を掌握していました。そのため、オランダ東インド会社はアヘンを自由に入手することができなくなり、日本へも輸出ができなかったといわれます。

　バタビアからの輸送リストにアヘンチンキが入っていたことは、当時、バタビアがオランダ領であったことから、オランダが入手したアヘンを薬品として日本に輸出したことが考えられます。

　1785 年（天明 5）の記録では、アヘン 2 ポンド（約 907g）に加え、琥珀チンキも利尿薬や止血剤などの薬用目的で輸入されていることがわかります。琥珀はチンキ以外でも入荷しており、陶器蒸留器（らんびき）で琥珀油を採り出していたこともわかっています。

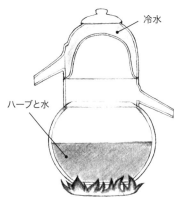

冷水

ハーブと水

らんびきの断面図
ハーブと水を熱して上昇する水蒸気と精油成分が、上段の冷水で冷やされ、蒸溜液として採取される。

このことから日本でも蒸留技術が定着していたことがうかがえます。

　実は日本への蒸留器の渡来は、14世紀ごろの琉球が最初といわれています。琉球は当時、シャム国（現在のタイ）と交流があり、タイの蒸留酒も輸入していたといわれています。

　琉球への蒸留器及び蒸留酒の伝播は、シャム国から琉球、あるいはシャム国からインドシナ半島を経て琉球へ、という考え方が定説になっています。そのため、日本の最初の蒸留酒は泡盛といわれています。

日本の家庭での
チンキ作りを探る

　初夏になると、日陰の草原や道端で白いどくだみの花を見かけるようになります。日本でチンキというと、このどくだみの花を思い浮かべる方も少なくないでしょう。その他にびわの葉、よもぎ、桃の葉、ゆずなど、日本の家庭ではチンキ剤が多く作られてきました。

　明治39年（1906年）の現存する処方箋（北多摩薬剤師会HPより）を見ると、硫酸マグネシア 8.0 g、希塩酸 1.0 g などの処方薬とともに「ストロファンスチンキ 1.0ml」や「苦味チンキ 1.0ml」が記載されています。これに蒸留水を加え、1日3回毎食後に飲むとの指示もされています。

　ストロファンスチンキはキョウチクトウ科のストロファンツスと考えられています。キョウチクトウは江戸時代に伝わった植物です。毒性が高い一方、薬剤としては強心作用や利尿作用の高さがあるとみられています。一般庶民はあくまで園芸用として楽しんでいましたが、医師や薬師は薬として使用していたようです。

　苦味チンキはリンドウ科センブリのことです。センブリは苦味が強い

ことでも知られています。センブリは苦味胃腸薬として、現在ではお茶として手にすることができます。日本薬局方にも苦味胃腸薬として収載されています。このセンブリも、ヨーロッパで類似植物が健胃薬として使用されていたことにヒントを得て、江戸時代に栽培、使用されたそうです。

　また、大正5年(1916年)の処方箋に苦味チンキを見ることができます。当時の薬の形態の一つとして、チンキが取り入れられていたことがわかります。

　では、家庭でのチンキはいつ頃から作られるようになったのでしょうか？　チンキに必要な材料を見ると、家庭で作られ始めたチンキを知ることができます。

　チンキを作るときの必要な材料に、蒸留酒があります。蒸留酒を作るには蒸留器が日本に存在していたかということになりますが、これはすでに和製蒸留器が存在していたことがわかっていますので、可能ということになります。

　では、植物はどうでしょう。道端に生えているどくだみやよもぎは庶民でも手に入れられるとしても、栽培をしなければならなかった植物はどうだったのでしょうか？

　実は、江戸時代は歴史的にみても一大園芸ブームが巻き起こった時代でもあります。8代将軍徳川吉宗が隅田川の治水対策として、桜を堤防に植樹し、人々に花見を推奨したことは有名です。人々が集まって堤防を歩くことによって地面が踏み固められ、強固なものにすることを目的としました。

　これをきっかけに桜を中心とした花見の名所ガイドが作られます。

人々にとって花を愛でることが日常の楽しみに一つになったのです。これにより家庭園芸も盛んになりました。チンキで一般的なびわの木が栽培され始めたのも江戸時代です。このようなブームの様子は浮世絵などにも描かれています。

　ここで、蒸留酒に植物（ハーブや生薬）を浸けてチンキを作ることは行っていたのでしょうか？　そのヒントは梅酒にありました。

　梅酒が一般家庭で作られるようになったのも江戸時代といわれています。梅の木を育て、花を楽しみ、実を生らせ、その保存方法の一つとして梅酒が誕生しました。また、この頃になると平安時代に中国から伝わり、宮中のお正月行事で飲まれてきたお屠蘇も、一般庶民の間で飲まれるようになっていきます。

　つまり、蒸留酒に植物（ハーブや生薬）を浸けてその薬効成分を抽出するチンキを作ることは、「日常」になり始めていたのです。ちなみに梅酒作りは江戸後期に入ると一般的になり、加工業の一つとして定着しました。

伝わる昔の家庭の知恵袋

　チンキの定着は江戸時代、庶民が病気になっても気軽に医者にかかることができなかったという社会情勢が大きいといえます。このことは同じく吉宗の行った享保の改革の一つ、小石川療養所の誕生にもみることができます。

　それぞれの植物に薬効を求め、人々はチンキを各家庭で作ったのではないでしょうか。庶民でも手に入れることができたハーブ（薬草）であるどくだみに、十の薬効があるとする「十薬」と名づけたのもうなずけます。

季節によって植物を育て、あるいは野山で採取し、乾燥させ、焼酎に浸け、一年を通じて家族のちょっとしたけがや皮膚炎、腹痛などを保存の効くチンキで治そうとしたとしても、自然のなりゆきだったかもしれません。

　そして、現在、おばあちゃんの知恵袋として植物のよさをギュッと詰め込んだチンキには、さまざまな働きがあることを私たちは知ることになるのです。

　現在でも日本薬局方には「苦味チンキ」「トウガラシチンキ」「アヘンチンキ」が収載されています。かの有名なアヘン戦争にまでつながり、清の存亡にまで影響を与えたアヘンは、現在は医師と薬剤師の厳しい管理の元、ある特定の疾患患者に処方されています。

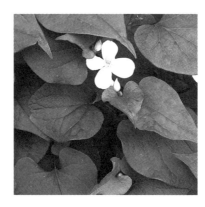

どくだみ

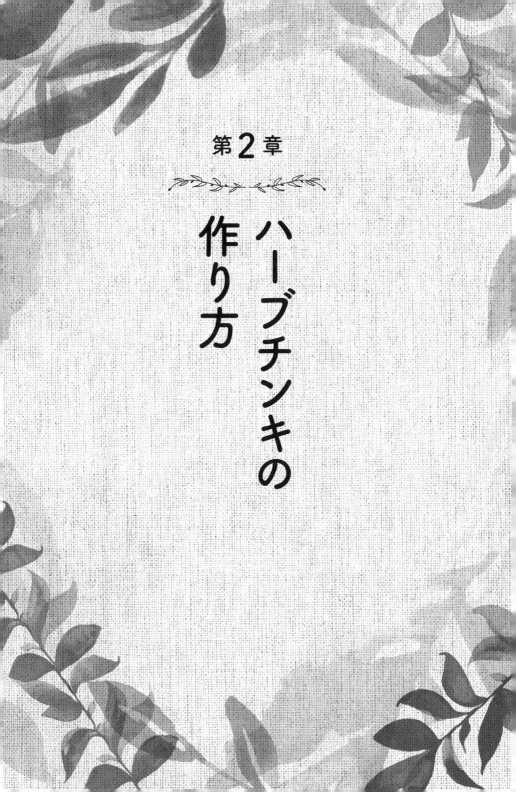

第 2 章

ハーブチンキの
作り方

チンキの作り方

　チンキの基本的な作り方をご紹介します。ドライハーブなら、洗ったり、干したり、といった手間が省け、成分を効率よく抽出できます。フレッシュの葉や花を用いる場合には、Q&Aを参考になさってください。

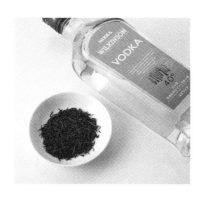

【材料（作りやすい分量）】
ドライハーブ　25〜30g
好みのアルコール　約400ml
＊浸ける瓶は煮沸消毒しておきます。

【作り方】

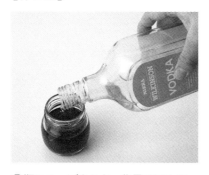

①瓶にハーブを入れ、分量のアルコールを注ぎます。ハーブがアルコールの表面から出るようなら、アルコールを追加し、完全にかぶるまで注ぎます。

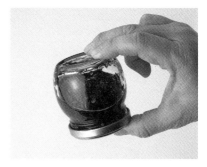

②ふたをして、ゆっくりと瓶を上下に振ります。直射日光を避けて1〜2か月程度、冷暗所に保管します。

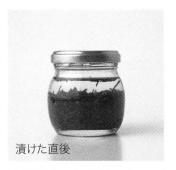
漬けた直後

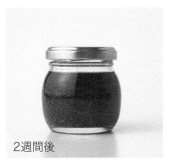
2週間後

※2週間後でも成分がアルコールにかなり抽出されていることがわかります。

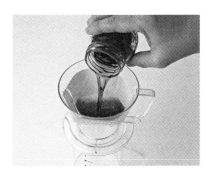

③コーヒーフィルターなどで漉して清潔な瓶に保管します。

④抽出されたチンキはラベルを貼って冷暗所または冷蔵庫で保管します。保存期間は通常1〜2年です。

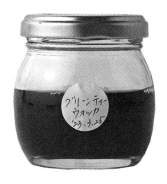

抽出するアルコール濃度を変えると……

　植物には水に溶けやすい水溶性、油に溶ける脂溶性、溶けにくい難溶性、精油成分のような揮発性成分が含まれています。それらは、アルコール度数の違いによって抽出されるものに違いが出ます。多くの成分がアルコール度数40〜60度でバランスよく抽出できるので、チンキの抽出といえばアルコール度数40のウォッカが一般的です。

　クロロフィルのような脂溶性の成分をきれいな色で抽出する場合は、96度のスピリタスなどアルコール度数の高いものを使用します。ただし、同じ緑色でも色味に違いが出ます。これはクロロフィルにaとbという2種類があり、その成分比によります。クロロフィルを取り出したあとのハーブは、完全に水分が抜けたような状態になります。

　カレンデュラをスピリタスで抽出すると黄色のカロテノイドを豊富に抽出するので黄色に、ウォッカで抽出するとフラボノイドの赤や黄〜橙をバランスよく抽出するので、茶色がかったオレンジ色になります。スピリタスで抽出したよもぎはクロロフィルが豊富なため、緑色になります。クロロフィル以外のカロテンの色素も含まれていますが、視覚的に認識できません。

〈アルコール度数とは〉

　アルコール度数40度とは、全体を100としたときにアルコールを40、水を60の比率にすることを意味します（アルコール：水＝40：60）。

　高濃度アルコールである無水エタノールを60度のアルコール水にする場合は、無水エタノール：水＝６０：４０となります。希釈する水は、精製水または飲用の場合は軟水のミネラルウォーターがいいでしょう。

チンキを上手に作るコツ

　ここでは、濁りなく、きれいに色よく抽出するために、「チンキ作りのコツ」をご紹介します。

【分量のコツ】

　本書のチンキはほぼすべて、ドライハーブ25〜30ｇに対して400mlの割合でアルコールを使用しています。無水エタノールを使用する場合は、40％のアルコール水にして用います（飲用不可）。ハーブの種類によっては重さが違ってくるので、目安の量を参考になさってください。ポイントは**ハーブが全部浸るまでアルコールで満たす**ことです。

【作り方のコツ】

1) 形の大きいハーブは小さくする

　ハーブの形が大きいと抽出に時間がかかるので、ビニール袋に入れて軽くもみ、小さくしてから瓶に入れます。

2) 冷暗所で抽出、保存

　抽出中は、直射日光を避け、1〜2か月程度冷暗所に保管します。冷蔵庫に保管すると、十分に抽出されません。冷暗所に置いてください。ハーブの色には有用な色素成分が含まれているので、直射日光のあたらない場所で行います。

3) こすときはそのままおく

　コーヒーフィルターに瓶の中身をすべてあけ、チンキが落ちなくなるまで自然に液体をこします。フィルターを絞るとチンキが濁ります。

【保管のコツ】

抽出されたチンキは、植物名とアルコール、こした日付を書いたラベルを貼って冷暗所または冷蔵庫で保管します。保存期間は通常 1 〜 2 年です。ふたをしっかり閉め、アルコールの揮発を避けます。

【基材を選ぶコツ】

チンキとして使う場合は、必ず 35 度以上のアルコールを使用しましょう。何を選ぶかで、使い方も違ってきます。

無水エタノール　アルコール度数 95 度以上。飲用できませんが、アルコール度数が高いので防腐剤としての効果があります。肌が硬化するので、原液を肌につけないようにしてください。レジンなどの成分が多く含まれている樹脂の抽出向き。

ウォッカ　アルコール度数 35 〜 40 度。一番使いやすくおすすめです。出来上がったチンキは飲用にも使えるので、一番多く使用されている基材です。精油成分をはじめ、サポニンなど多くの成分を抽出することが可能です。無色無臭なので、ハーブの香りや色を楽しむことができます。

スピリタス　アルコール度数 96 度。飲用のアルコール度数としてはもっとも高く、おすすめです。たとえば、脂溶性のウルソール酸や、難溶性のクロロフィルの緑の鮮やかな色を、効率よく抽出できます。

ホワイトリカー　アルコール度数 35 度程度。果実酒を作るときに使用される無味無臭の焼酎です。ウォッカの代用品としても使え、フラボノイド、タンニンなど、ハーブのベーシックな成分を抽出することができます。ウォッカに比べると、精油成分などが抽出されにくくなります。

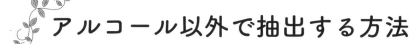

アルコール以外で抽出する方法

　ハーブは、どんな方法で抽出するかによって、その成分が違ってきます。たとえば、浸剤（温浸剤と冷浸剤）という方法はハーブティーが有名で水溶性成分を抽出できます。ハーブをオイルに浸ける浸出油（温浸出油、冷浸出油）では、脂溶性成分が取り出せます。ビネガーに浸ける方法もあります。このほかにグリセリンやはちみつに浸ける方法もあります。

　飲用のグリセリンが手に入ったら作っていただきたいのが、グリセリンチンキです（写真）。作り方は本書52ページでご紹介しています。
　リンゴ酢などで抽出させるハーブビネガーは、食前の飲み物や料理などにも使用できます。ローズに含まれている水溶性成分シアニジンは、酸性溶液中で安定し、ピンク色を楽しむことができます。
　作り方はとても簡単で、ハーブを瓶の底から2センチ程度まで入れ、ビネガーやリンゴ酢など飲用可能な酢を瓶の7～8割まで注ぎ入れます。1日1回瓶を上下に振り、2週間程度冷暗所で抽出します。

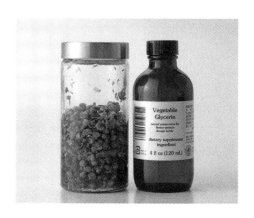

こんなときどうする？
チンキ作りのQ&A

　チンキ作りのレッスンで、生徒さんからいただいた質問をまとめました。作るときの参考になさってください。

Q チンキを作るとき、フレッシュとドライ、どちらのハーブがいいですか？

A 　もともとはドライハーブをアルコールに浸けたものを、チンキ（チンクチャー）と呼んでいました。今はフレッシュハーブで作ったものも、チンキと呼ばれています。

　ただし、フレッシュで作るときは、きれいに水洗いしたあと、しっかりと水気を取り除きます。35度以上のアルコールで、表面にハーブが出ないようにします。アルコール液からハーブが出ると、カビが発生する可能性があるので注意します。自分で育てたハーブの場合は、晴れが続く日に収穫、乾燥をしましょう。

POINT 　抽出される成分量は、ドライはフレッシュの3倍というデータもあります。効率よく抽出するなら、採取したハーブを数日乾燥させるか、ドライハーブを使用するとよいでしょう。

Q 35～40度のアルコールを使用するのはなぜですか？

A 　精油成分のような難溶性や脂溶性の成分は、アルコール度数40～60度程度で抽出されます。

　ちなみに水溶性の成分で、タンニン、フラボノイド類、配糖体、粘液質などは25度程度でも抽出可能です。40度のウォッカを選べば、多くの成分が簡単に抽出できることになります。ウォッカは40度以下のものもあるので確認が必要です。

POINT　ウォッカやスピリタス、エタノールのほかに、目的に応じて水溶性の成分を抽出するなら、アルコール度数の低いものでもチンキになります。チンキに使用できるアルコールの種類は次のものです。
　抽出するハーブの風味と、元のアルコールの風味との組み合わせを楽しむのもよいでしょう。

　焼酎　アルコール度数25度程度。原材料の芋や麦、栗などの風味が残っている乙類焼酎と、無味無臭で果実酒に使われる甲類焼酎（ホワイトリカー）があります。乙類はびわなどの和ハーブと好相性です。

　ワイン　アルコール度数11〜14度程度。ローズマリーをワインに浸けるなど、欧米では薬用酒を作るときに使用されます。

　日本酒　アルコール度数は15度程度。日本酒やみりん（本みりんはアルコール度数13度前後）に生薬や和ハーブを浸けて飲むお屠蘇は、日本でもおなじみです。

　ウィスキー、ラム、ジン、ブランデー　アルコール度数は40度程度。独特の香りと味があります。ジンは、ジュニパーが香りづけに使われるなど、クセの強いハーブと相性がいいです。これらのアルコールを使う場合には、スパイス系のハーブでチャレンジしてみるとよいでしょう。

抽出し終わったハーブは、取り出したほうがいいのでしょうか？

 「抽出したハーブを入れたままにしていると、再吸収される」といわれることがあります。

抽出液と抽出されたあとのハーブの成分は、平衡が保たれている状態です。抽出を終えたハーブが成分を再吸収するとは考えられません。

しかし、抽出を終えたハーブを瓶に残したまま使用し続けると、やがてハーブがチンキ液から飛び出してしまい、カビの原因になります。取り出したほうがいいでしょう。

POINT 抽出が終わったハーブを最後まで楽しみましょう！

●残渣（抽出し終わったハーブのこと）はお茶袋に入れ、入浴剤に。

●ハーブの残渣は砂糖やはちみつと一緒に煮込んでジャムに。ハーブの量と砂糖は１：１を目安にお好みで調整してください。１種類でなく、ハーブを組み合わせてもおいしくなります。オレンジピールやローズヒップ、ハイビスカス、ローズ、桜などがおすすめです。

●しっかり乾燥させ、土に混ぜて肥料にします。窒素、カリウム、リンなどが豊富なルイボスは、特によい肥料になります。

●香りがよいものはしっかりと乾燥させ、芳香剤として活用することもできます。乾燥させたハーブには消臭効果があります。下駄箱やゴミ箱、冷蔵庫などににおいの気になるところに、お茶袋やサシェに入れて置くと、においが気にならなくなります。エッセンシャルオイルを一緒に加えると、虫よけなどにもなります。

Q チンキを使用する際、何で薄めたらいいでしょうか？

A 何で希釈をするかは、利用する成分によります。たとえば、ローズマリーチンキに含まれる抗酸化作用の働きを持つウルソール酸はワセリンにしか溶けません。クリームを作る場合、ワセリンで溶かさないと乳化できません。

　基本的には、ローションの場合は精製水でも芳香蒸留水でも希釈をすることができます。

Q ローションを作るときは、どのくらい薄めたらいいでしょうか？

A 最初は全体の10％程度を目安に希釈するといいでしょう。30mlのローションを作るときは、3mlのチンキに27mlの精製水や芳香蒸留水で希釈します。慣れてきたら目的に応じて、少しずつ濃度を上げることも可能です。希釈する濃度によっても、お肌に対する負担は変わります。敏感肌の方は10％程度を守るといいでしょう。

Q 外用に使うときに4倍希釈と書いてある本がありました。その方法を教えてください。

A たとえば10mlのチンキで4倍希釈と書いてあった場合は、溶液全体が40mlになることになります。つまり、チンキ10mlに対して30mlの希釈液を加えることになります。

実際に割合の計算を練習してみましょう。

〈チンキ 10ml を希釈する場合〉

4倍希釈　　チンキ 10ml　　芳香蒸留水または精製水 30ml

5倍希釈　　チンキ 10ml　　芳香蒸留水または精製水　①　 ml

6倍希釈　　チンキ 10ml　　芳香蒸留水または精製水　②　 ml

答）①40　②50

　一般的にチンキを外用で使用する場合、4倍に希釈することが最大濃度と書かれていることが多いです。でも、4倍に希釈しても刺激を感じる場合もあります。その場合は、5倍、6倍と希釈する割合を増やしていきます。希釈する割合を上げるとお肌の負担は軽減されます。ただし、薄めれば薄めるほど保存期間は短くなりますので注意が必要です。

Q 希釈をしてもお肌に刺激を感じます。

A 　ハーブにアレルギーや禁忌にあたる事項がないのに、希釈をし続けてもお肌に刺激を感じる場合は、アルコールによるところが大きいと考えられます。この場合、アルコールを揮発させることでその問題を解決することができます。

Q アルコールを飛ばす方法を教えてください。

A 　アルコールを 78 度以上の熱湯にチンキを適量入れて飲み頃の温度まで冷ますか（あるいは完全に冷ます）、電子レンジで温めてアルコールを飛ばすという方法が一般的です。

電子レンジの場合は、飲み物に加えてアルコールを飛ばします。その場合は、ティースプーン1杯程度のチンキまでにとどめましょう。チンキの量が多いと飛ばすのに時間がかかります。

500wで1分半程度で試してみてアルコールの香りが飛んでいないときには再度電子レンジにかけます。ラップはしないこと。600wならそれより短い1分程度で。

ローションなど外用のクラフトの場合は、湯煎にかけて飛ばす方法があります。湯煎にかけた場合、約20分と、少し時間がかかります。

POINT　アルコールの沸点は78度、水の沸点は100度ですから、沸騰したお湯であれば、アルコールは飛ぶことになります。アルコール度数の比較的低いホワイトリカーなどで試してみるといいでしょう。

Q　チンキとエッセンシャルオイルは一緒に使うことはできますか？

A　はい、可能です。エッセンシャルオイルを加えたい場合はエッセンシャルオイルの濃度は0.5％程度で充分です。すでにハーブの成分が豊富に含まれていることを十分に考慮する必要があります。高濃度にならないように注意しましょう。

Q　チンキのブレンドはできますか？

A　可能です。目的が決まっている場合、チンキを作成する前にブレンドして抽出する方法が一般的ですが、シングルで作

成したチンキを目的に応じてブレンドすることもできます。

Q 飲むときは、どのくらい希釈したらいいのでしょうか？

A 　30 〜 100 倍の範囲で希釈をしてください。はじめての方は、100ml にチンキ 1 〜 2 滴から試されるのもいいでしょう。

Q グリセリンを使って作るチンキの作り方を教えてください。

A 　ハーブをアルコールで抽出したものをチンキと呼びますが、市販されている物の中にはグリセリンで置き換えて抽出しているものもあります。

　飲用目的で作る場合は、食用のグリセリンを使用します。ただし、必ず「飲用」と記してあるグリセリンを使用してください。また、はちみつで作るチンキがあります。この場合、ウォッカを使用します。はちみつがブレンドされるので飲みやすくなります。しかし、いずれもアルコールのみでのチンキと同じ成分が抽出されるわけではありません。

POINT 【グリセリンチンキの作り方】

　グリセリン100%の場合、グリセリン：精製水＝5：3で希釈します。グリセリンのほかに粘度を弱めるためのものが添加されている場合は、希釈せずに使用します。

　ハーブ：グリセリン：精製水＝1：5：3が目安。カビ防止のため、ハーブがしっかりとグリセリンに浸かるようにします。

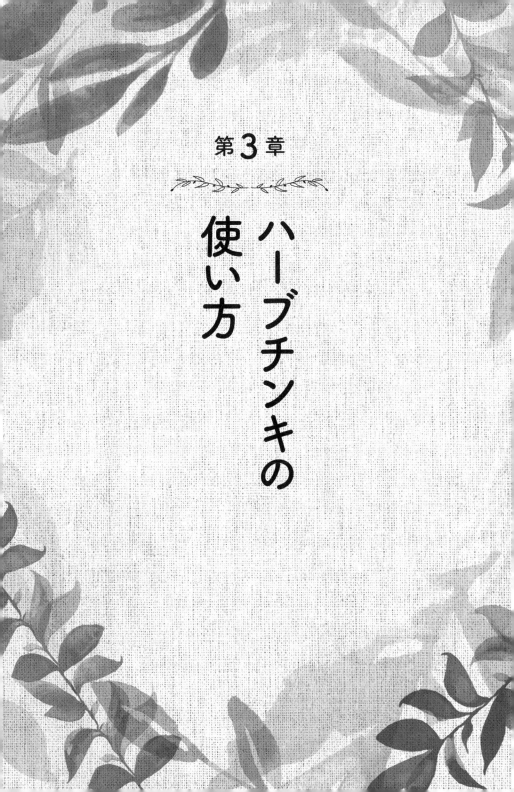

第3章

ハーブチンキの
使い方

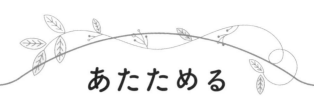

あたためる

　元気の基本は「あたためる」。冷え、肩こり、腰の痛み、手足のむくみも、お肌の乾燥も、あたためると、改善されます。

● 冷え症緩和 ●

冷えは万病の元

　体温が1℃上がると、免疫力が最大で5〜6倍アップするといわれます。私たちの体は本来、36℃以上を保とうとします。この体温が一番免疫力が高まるからです。平熱が35℃前半の方は、風邪をひきやすかったり、むくみやすかったり、胃腸の働きが悪くなったり、お肌がくすんでみえたり、目の下にクマができたり、太りやすくなったりします。それが、平熱を1℃上がるだけで解決につながるなんて！

　冷えには4つのパターンがあります。

　1つめは「手足の冷え」です。「末端冷え性」といわれるのはこのタイプです。この場合、体温は比較的高めなのに手足の末端まで**血行がいき渡らず**、常に手足の冷えを感じます。

　2つめは「下半身の冷え」です。座りっぱなしや運動不足により腰から下が冷えることで、骨盤内の**内臓も冷えてしまう**タイプです。

　3つめは「内臓の冷え」です。手足が温かいのに内臓の温度が低く、下腹部に冷えを感じます。**胃腸の不調や食欲不振**につながります。

　4つめは「全身の冷え」です。体の表面、内臓ともに冷えてしまい、
季節に関係なく常に冷えた状態です。

冷えの原因

これらの冷えの原因は3つあります。

①筋肉量の低下により、体内で熱が作り出せなくなること。

②血流が悪くなり、全身が温まらないこと。ストレスが原因ともいわ
　れます。

③体内の水分排泄がうまくいかず、必要以上に溜まった水分により体
　を冷やしていることです。

適度な運動とチンキの内用で、体温を上げましょう。

冷え性を改善する成分

シンゲロール／シンナムアルデヒド／
ビタミンB群（特にビタミンB₁）、C、E／カンファー／
ケルセチン／ルチン

冷え性の方におすすめのハーブ

アップルピース／カルダモン／サフラワー／シナモン／
ジャーマン・カモミール／ジンジャー／ゆず／ルイボス／
レモングラス／ローズマリー

● 血行促進 ●

血液の循環を高めて体を温める

体を温める方法の一つに血行をよくすることがあげられます。血液の循環によって、私たちの体には酸素と栄養が細胞に運ばれます。ストレスや生活習慣の乱れ、そして冷えて血行不良になると、酸素や栄養が体のすみずみまでいき渡らなくなり、肩こり、腰痛、むくみにつながってしまうのです。

血行を改善する方法として、一般に次のようなことに気をつけるよういわれています。

1　こまめな**水分補給**（ただし、とりすぎには要注意です。体が冷えているときに水分をとりすぎると、水分は代謝されにくくなります。あくまでも補給にとどめてください）
2　体を締めつけない
3　適度な運動を行う
4　同じ姿勢を長時間とらない、定期的にストレッチなどを行う
5　足を高くして寝る
6　**入浴の習慣（湯船に浸かる）**

上記の習慣にチンキを取り入れてみましょう。

血行促進の働きのあるチンキを、飲み物に加えて**代謝を高め**たり、入浴の際に用いて**体の芯から温め**たりすることに役立ちます。

毛細血管と血流の関係

血行が悪くなると、血液が毛細血管に流れにくくなります。お肌の弾力を高めるには、「毛細血管」と血流は、深い関係を持っています。

　毛細血管とは、動脈と静脈をつなぐ**極細の血管のこと**です。動脈は心臓から全身に血液を送り、静脈は全身から血液を心臓に送る血管ですが、その間に存在します。毛細血管の細さは、なんと髪の毛の１／20といわれています。

　この繊細な血管の薄い壁を通じて血中の酸素や栄養素が体中の組織に運ばれ、組織内の老廃物を血液中に取り込むという大切な役割を果たしています。動脈や静脈が本線なら、毛細血管は本線と本線をつなぐ道のようなものです。

　毛細血管に血液がいき渡らなくなるということは、体のすみずみまで血液が流れにくくなるということです。血行が悪くなって栄養が全身にまわらないと、脳や内臓に優先的に栄養を送るよう血液が流れるため、結果、あとまわしになりがちな手足は冷えてしまうのです。

血行を促進する成分

ジオスミン／アントシアニン／クエン酸／ビタミンC、E／
シトラール／カンファー／シンナムアルデヒド

血行促進におすすめのハーブ

エルダーフラワー／オレンジフラワー／
ジャーマン・カモミール／シナモン／ジンジャー／
ローズマリー／柿／どくだみ／ゆず／バタフライピー／
ルイボス／レモングラス／レモンバーベナ／ネトル／
サフラワー／カレンデュラ／ローズヒップ／よもぎ

● 消化不良解消 ●

内臓の冷えは消化不良をもたらし、悪循環に陥る

　手足が温かいのに内臓の温度が低く、下腹部に冷えを感じる方は、胃腸の調子が悪く、食欲不振になりがちです。実際にトリートメントで腹部に手を当てると、ひんやりと内側が冷えていることがわかります。そういう方の多くは、お腹が張り、胃腸の動きが鈍いことがみられます。

　実は胃腸が冷えてくると、**胃腸周辺の筋肉の働きも低下**します。その結果、胃腸の働きが弱まります。胃腸の動きが弱くなっているということは**周辺部分の血流も悪くなっている**ことを示します。すると、さらに内臓全体の冷えにつながります。結果として**消化不良による便秘や下痢などの胃腸障害につながります**。

　また、消化不良になると体内に栄養がいき渡りにくくなり、**疲れやすい体**になります。**免疫力の低下**にもつながり、風邪などをひきやすくなります。

内臓の冷えの原因はさまざま

　原因として冷たい飲み物や食べ物のとりすぎなどが指摘されますが、ストレスにより自律神経が乱れることも原因として考えられます。

　自律神経の乱れは血流量を低下させるので、結果として胃腸の動きが悪くなり、冷えへとつながります。この悪循環を断つには**胃腸を温め**ながら消化を促し、胃腸の調子を整えていくことが大切になります。

　ハーブに含まれる**苦味質**などは、昔から**消化を促す成分**として処方されてきました。この苦味質は同時に解毒を高めてくれる強肝作用、利尿作用、緩下作用を促進してくれます。

　内臓が冷えている方の多くは肥満で、皮下脂肪により内臓を冷やしています。内臓を温めることは消化促進だけでなく、**肥満の解消にもつながります**。デトックスにもつながる大切な一歩になるのですね。

　スペアミントやペパーミントには消化を促す働きがあります。食後の飲み物などに少量加えると、脂肪を燃焼し、消化を促進してくれます。ただし、飲みすぎると内臓を冷やしてしまので、量に注意しましょう。

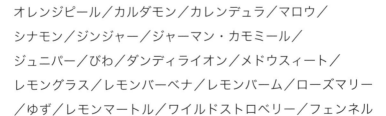

消化促進作用、健胃作用のある成分

苦味質／ビタミン A、B₁、C、E ／リモネン／タンニン

消化促進におすすめのハーブ

オレンジピール／カルダモン／カレンデュラ／マロウ／
シナモン／ジンジャー／ジャーマン・カモミール／
ジュニパー／びわ／ダンディライオン／メドウスィート／
レモングラス／レモンバーベナ／レモンバーム／ローズマリー
／ゆず／レモンマートル／ワイルドストロベリー／フェンネル
／ペパーミント／スペアミント

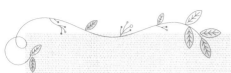# チンキを使ってあたためる方法

【チンキ風呂】

　菖蒲湯、ゆず湯、柿の葉湯、桃の葉湯など、日本人は薬草をお風呂に活用します。殺菌、血行促進、お肌をいたわるなど、目的はさまざまですが、チンキ風呂も昔ながらの薬湯を手軽に楽しむ方法の一つです。

　40℃程度の湯温でしっかりと浸かります。チンキのお風呂は湯冷めしにくく、体の芯からポカポカと温まり、持続します。

　＜材料＞
　ゆずチンキ 20 〜 50ml
　※湯の量によりますが、20 〜 50ml 程度が適量。量はお好みで調節してください。

　＜使用方法＞
　入浴する際にチンキを湯船に入れて、よくかき混ぜます。
　※チンキの種類によってはバスタブに色がつく可能性があるので、入浴後は湯船を洗い流すようにしましょう。また、残り湯は洗濯に使用しないようにしましょう。

●おすすめチンキ

　アップルピーチチンキ 2 ml とジャーマン・カモミールチンキ 3 ml のブレンドをお風呂に入れると、りんご湯のような甘い香りが広がります。リラックス作用も高まり、ぐっすり眠れます。

【チンキ入り甘酒】

　甘酒には食物繊維に似た働きのあるたんぱく質、レジスタントプロテインが含まれています。善玉菌を助けるオリゴ糖もたっぷり。腸内環境を改善することが知られているので、内臓の冷えからくる消化不良に悩んでいる方にもおすすめです。ハーブチンキとの相乗効果で内側からポカポカ元気になります！

＜材料＞
ノンアルコールの甘酒180ml程度、カモミールチンキ3〜6ml程度（アルコールが苦手な方は1〜2滴から始めてもよいでしょう）

＜作り方＞
1）ノンアルコールの甘酒を鍋に入れて温めます。
2）温まった甘酒にチンキを加えます。
　　アルコールが苦手な方は3〜5分ほど煮立たせて、アルコールを飛ばします。
3）カップに移して出来上がり。

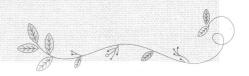

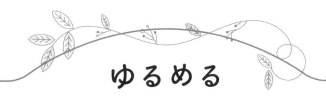

ゆるめる

　体に力が入っていると、肩こりや頭痛、不眠、イライラ、血行不良など、さまざまな不調がみられます。自分の体と心に耳を傾け、ゆるめることを意識してみましょう。

● 緊張緩和 ●

緊張の長期化で体に起こる変化

　自分が日頃から緊張しているかどうかを知る方法をお教えしましょう。2人一組になって、確認したい相手の手をとります。力を抜いてもらってとっていた手を放します。もしも、だら～んと自然に腕が下に落ちなかったら、体が緊張して力が入っています。

　寝転んで手足を天井に向けて上げ、ブラブラしてみると、なんだか力が上手に抜けず、ブラブラできないことに気づけます。その場合、肩こり、腕のはり、脚のむくみなどが緊張からきている可能性があります。

　緊張が知らず知らず長期になり、日常化してしまうと、緊張しているかどうかもわからなくなってしまいます。このような長期緊張が心身に不調をきたすのです。

緊張はなぜ体の不調を起こすのか？

　心身の緊張が長期化すると、交感神経と副交感神経という自律神経のバランスが崩れます。緊張が続くと心臓がドキドキしたり、じわっと汗をかいたり、筋肉が収縮して震えたり、顔の紅潮が見られることもあります。見た目だけではなく、消化器の動きが悪くなったり、血管が収縮

したりと、血行不良の原因ともなるのです。

　また、慢性的な緊張はストレスが原因ともいわれます。無意識に、自分で体を追い込んでしまっているかもしれません。

　香りは、脳の緊張をゆるめる視床下部に働きかけてくれることがわかっています。植物の働きが丸ごと抽出されるチンキの中でも、緊張をゆるめるラベンダーやオレンジの香りは、体も心もゆったりとした気持ちにさせてくれます。ルームフレッシュナーを作ったり、お風呂に入れたりと、日常の中で活躍させましょう。香りに包まれながら、手足のブルブル運動を行ってみてください。

緊張をゆるめる成分

テアニン／ビオフラボノイド／ビタミンＣ／ミネラル類／
ヒペリシン／リナロール／酢酸リナリル／ネロール／
エレウテロサイド

緊張をゆるめるおすすめのハーブ

スペアミント／ジャーマン・カモミール／リンデン／
レモンバーベナ／レモンバーム／なつめ／きんもくせい／梅／
オレンジピール／オレンジフラワー／桜／シベリアンジンセン
／シナモン／セントジョーンズワート／ローズ／
パッションフラワー／ゆず／ラベンダー／緑茶／
レモンマートル／ローズヒップ

● 安眠 ●

安眠の条件は心身のリラックス

体がリラックスしていないと、安眠できません。

睡眠は私たちが日常生活を営む行動の中でも、特にストレスに大きく左右されるといわれます。**自分の意思でのコントロールが難しいのです。**何か気になることがあると、眠れないという経験をされた方も多いと思います。

ストレスがかかると交感神経が優位になり、神経と脳が興奮している状態になります。そんな中で寝ようとしても、眠りが浅くなり、十分な睡眠が取れないのです。反対に心身がリラックスすると、**副交感神経が優位になり、深い眠りを得る**ことができます。

安眠するときに大切なのが、「睡眠ホルモン」ともいわれるメラトニンです。**メラトニンの分泌に必要なものがセロトニン**です。

メラトニンは昼夜の生体リズムを整えるのに、重要な役割を持っています。日中の分泌量は低く、夜になると分泌量は日中の数十倍にも増加するのです。このメラトニンの原料となるのがセロトニンです。

セロトニンは朝起きてから日が沈むまで、日光に当たると分泌されます。また、セロトニンは心が穏やかでリラックスしていると分泌されやすくなります。

セロトニンの分泌量に応じてメラトニンが作られるというわけです。

そして、セロトニンの分泌を得意とする成分が、酢酸リナリルです。酢酸リナリルはリラックス作用のあるハーブに含まれる、代表的な成分の一つです。

安眠を促す生活習慣

　酢酸リナリルを有効に働かせ、ゆっくりと眠るために、生活習慣も一工夫しましょう。

　たとえば、**眠る2～3時間前までに入浴を済ませます**。体が温まると、その後、**ゆるやかに体温が下がり、眠気を感じる**ようになります。

　入浴するときに、リラックス作用と血行促進作用のあるチンキを用いると、良質の睡眠を得やすくなります。就寝の際、ピロースプレーをして仰向けで大の字になり、心地よい香りを深く吸い込み、ゆっくりと吐いて**深呼吸**してみましょう。**体の芯からゆるんでいくのが感じられる**はずです。

リラックスして安眠を促す成分

テアニン／ビオフラボノイド／アピゲニン／ビタミンB$_1$／
ヒペリシン／リナロール／酢酸リナリル／ネロール／
エレウテロサイド／リモネン

安眠におすすめのハーブ

スペアミント／ジャーマン・カモミール／リンデン／
レモンバーベナ／レモンバーム／なつめ／きんもくせい／梅／
オレンジピール／オレンジフラワー／アップルピース／
桜／シベリアンジンセン／セントジョーンズワート／ローズ／
パッションフラワー／ゆず／ラベンダー／緑茶／
レモンマートル／ローズヒップ／ジャスミン／メドウスィート

● 眼精疲労解消 ●

目元をゆるめる

　目に疲れを感じたとき、**首の後ろ側と髪の毛の生え際の境いめを、両手の親指の腹で優しくゆっくりと押し上げて**みてください。かたくなっていませんか？　また、**眉を軽くつまんで痛いなと思った方、どちらも目に力が入っている可能性があります。**

　現代社会は目を酷使する場が非常に多くあります。中でもスマートフォンによる目の酷使は深刻です。スマホを見ている目は、眼球をほとんど動かしません。

　これによって目のまわりの筋肉、眼輪筋が動かない状態が続き、「調整緊張症」いわゆる「スマホ老眼」になります。「老眼」とありますが、ご存知のとおり、小さな子どももスマホを使用する現在、誰でもスマホ老眼になり得ます。

　目の緊張は目の問題にとどまらず、眼精疲労はもちろん、肩こり、頭痛も引き起こします。これらの症状が認められると、全身疲労につながり、自律神経の乱れにつながってしまいます。

緊張状態の神経をゆるめるチンキのクラフト

　目のピント合わせには自律神経の働きが大きく関与しています。交感神経が優位なときは遠くを、副交感神経が優位になると近くを見るように、目のピントが合います。

　ところが、スマホを見ているときの脳や体は、交感神経が優位になっています。片方の神経が優位になり続けるというアンバランスな状態が長くなると、自律神経は大きく乱れます。

　自律神経が乱れると、**目のまわりの血行が悪くなり、目のピントを合**

わせようと目のまわりの筋肉が緊張し続けるという悪循環に陥ることになります。

　こんなときは、**血行促進作用**などのあるハーブのチンキを使って、**温湿布を作ります。目を閉じてまぶたにあてると、**筋肉がじんわりとゆるんでいくのがわかります。

　ピント調整に影響を与える毛様体筋が緊張してしまい、機能低下が認められるときには、**ピント調整機能を改善する働きの高いアントシアニン**が豊富に含まれているハーブチンキを飲用するといいでしょう。

目元をゆるめる成分

アントシアニン／ケルセチン／ビタミンA、C、E／
カロテン／リコピン／ルテイン／リナロール／酢酸リナリル／
ネロール／エレウテロサイド

眼精疲労におすすめのハーブ
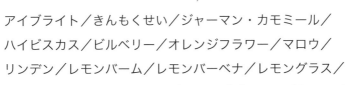

アイブライト／きんもくせい／ジャーマン・カモミール／
ハイビスカス／ビルベリー／オレンジフラワー／マロウ／
リンデン／レモンバーム／レモンバーベナ／レモングラス／
ローズマリー／ローズヒップ／モリンガ／なつめ／ネトル／
サフラワー／カレンデュラ／よもぎ／ラベンダー

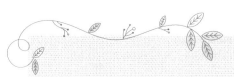 チンキを使ってゆるめる方法

【ピロースプレー】

　眠る環境を整えることは、よい睡眠を促すうえでも、とても大切なことです。眠る前に枕元や寝室全体にシュッとスプレーしておくと、ほのかな香りに包まれて眠りにつくことができます。心地よい目覚めにはよい睡眠時間を過ごすこと。シュッとスプレーを習慣にしてみませんか？

```
<材料> 50ml 分
ラベンダーチンキ 10ml、精製水 40ml、
ガラス棒、ビーカー、遮光スプレーボトル


<作り方>
1）チンキと精製水をビーカーに入れてよく混ぜます。
2）スプレーボトルに移して出来上がり。
```

　チンキ同士をブレンドしても作れます。

●おすすめブレンド

　ラベンダーチンキ 5ml、ジャーマン・カモミールチンキ 5ml、精製水40ml を同様に混ぜて作ります。一種類のチンキを使うよりも、深みのある落ち着きのある香りになります。

【フレグランス】

　秋に香るきんもくせいの花は毎年人気が高く、手にしたくなる香り
で、香水も人気です。きんもくせいそのものをギュッと閉じ込めた香り
と成分でフレグランスを作り、緊張をゆるめましょう。

<材料> 8ml 分
きんもくせいのチンキ 8ml、好みの精油 8ml の 10%濃度（最
大 16 滴程度。滴数は精油の組み合わせによっても変わります）、
ガラス棒、ビーカー、フレグランスボトル

<作り方>
1）香りを確認しながら精油をビーカーに入れて混ぜます。
2）1）に、きんもくせいチンキを加えて混ぜます。
3）ロールオンフレグランスボトルに入れて出来上がり。

●おすすめの精油の組み合わせ
ベルガモット、マンダリン、ホーリーフ、ゼラニウム
精油が手元にない方や苦手な方はチンキだけでも大丈夫です。

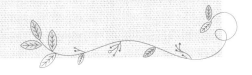

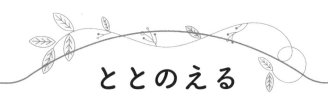

ととのえる

　私たちの体は「ととのえる」ことで、さまざまなストレスに対抗し、バランスをとろうとします。植物の力を体のサポートに使って、笑顔で過ごせるセルフケアをしてみましょう。

● 免疫力を高める ●

免疫力低下は体全体に影響する

　免疫力が低下するとさまざまな病気にかかりやすくなります。感染症にかかりやすくなるのはもちろん、疲れやすい、だるさを感じる、気力が湧かない、肌荒れ、風邪が治りにくい、食欲が落ちる、腸の調子が悪い、口内炎ができやすい、口の渇きを感じやすいなどがあります。

　免疫力が下がる理由として第一に上げられるのは、加齢です。これは避けて通ることはできません。そのほかには**腸内環境の悪化、ストレスなどによる自律神経の乱れ、睡眠不足**があげられます。

　実はこれらは、ハーブの力を借りて改善することが可能です。

　ハーブはお茶や料理に使えるものがたくさんあります。そのまま使う方法もありますが、チンキのようにハーブの成分を抽出してとるほうが吸収しやすいので、効率的といえます。

　ハーブには**抗酸化作用、整腸促進作用**のあるものが多く存在しています。体温が1℃上がると免疫力が30％上がるといわれますが、**血行を促進し、体温を上げてくれる働き**もあることから、チンキを日常に取り入れることは免疫力維持のためにとてもよいことです。

毎日の健康管理にチンキを取り入れて

チンキ適量を**飲み物**に加えたり、**料理酒の代わりに使用**したりすることで気軽にとることができます。

リラックス作用があり、自律神経を整えることができるハーブのチンキを用いるのも有効です。抗ストレス作用のあるハーブやリラックスを促してくれるハーブを積極的に取り入れると、自ずと免疫力の高い体へと整えられていきます。

エアーフレッシュナーを作ってこまめに室内にスプレーしたり、市販の**ディフューザーにチンキを薄めて入れたりして、香りを楽しむ**のも手軽に取り入れられる方法です。

体をととのえ、免疫力を高める成分

サポニン／ペクチン／エキナコシド／クロロフィル／
ビタミンC、E ／ 1.8 シネオール／リナロール／酢酸リナリル／リモネン／ゲラニオール／ボルネオール／ネロール／多糖類

免疫力を高めるおすすめのハーブ

アイブライト／アップルピース／エキナセア／
エルダーフラワー／オレンジフラワー／カルダモン／
カレンデュラ／シナモン／ジャーマン・カモミール／
ジンジャー／スペアミント／セージ／タイム／なつめ／
ネトル／ヒソップ／マルベリー／ミルクシスル／モリンガ／
ゆず／ユーカリ／ラベンダー／レモングラス／レモンバーム／
レモンマートル／ローズ／ローズマリー／ローズヒップ

● ホルモンバランス維持 ●

　女性の場合は、**エストロゲン（卵胞ホルモン）とプロゲステロン（黄体ホルモン）というホルモンが、周期的に分泌されています。**

　月経終了後から排卵日にかけての期間は、エストロゲンが多く分泌されます。これは妊娠に向けての準備が行われていることを示します。その後、プロゲステロンが妊娠を成立させるために、体温を上昇させたり、子宮内膜を着床しやすい状態にしたり、乳腺の発達などを促したりします。ホルモンバランスがよいと、この働きがスムーズに行われます。

　ホルモンバランスはとても繊細で、**ストレスや無理なダイエット、不眠（睡眠不足も）などで乱れやすく**なります。ストレスで、月経不順や月経過多または過少に陥った経験をお持ちの方は、少なくないのではないでしょうか。

　無理なダイエットで月経周期が狂ってしまうのは、体が急激な変化を察知し、緊急事態と判断するためです。そうなると、妊娠よりも自分自身の生命の維持を優先させるために、月経が止まってしまいます。ホルモンバランスが乱れ、ホルモンの分泌が規則正しく行われなくなってしまうのです。

ホルモンのバランス維持にハーブは最適

　ホルモンの分泌には、**脳の視床下部と脳下垂体**という部位が大きく関わっています。ここはストレスに影響されやすいと同時に、**香りからの影響も受けやすい箇所**です。ですから、ストレスを感じたら、ハーブを上手に取り入れると、芳香成分が入眠をスムーズにし、良質の睡眠に導いてくれます。

　リラックス作用のあるハーブとブレンドすることで、ストレスの軽減

を期待することができ、睡眠の質が高まります。これにより体の回復が促され、ホルモンのバランスが整います。毎日のスキンケアやフレグランスとして身につけることでも、ホルモンのバランスが整える手助けをしてくれるでしょう。

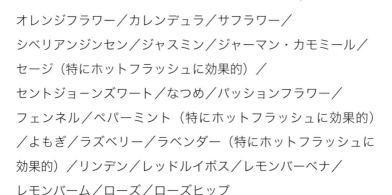

ホルモンバランスをととのえる成分

エストラゴール／トランス・アネトール／β-カリオフィレン／イソフラボン／フラリガン／ビタミンB群、C、E

ホルモンのバランスをととのえるおすすめのハーブ

オレンジフラワー／カレンデュラ／サフラワー／
シベリアンジンセン／ジャスミン／ジャーマン・カモミール／
セージ（特にホットフラッシュに効果的）／
セントジョーンズワート／なつめ／パッションフラワー／
フェンネル／ペパーミント（特にホットフラッシュに効果的）
／よもぎ／ラズベリー／ラベンダー（特にホットフラッシュに
効果的）リンデン／レッドルイボス／レモンバーベナ／
レモンバーム／ローズ／ローズヒップ

● 保湿 ●

肌の保湿のポイントは３つ

　お肌の保湿は「肌の内側に水分をたっぷり入れること」と理解しがちです。でも、お肌に水分を保持する力がないと、たっぷりローションをつけても時間とともに潤いがなくなります。肌ケアの基本である保湿を促すためには次のことが大切になります。

　１角質の環境を整えること
　２保湿のタイミングを間違えないこと
　３お肌を柔らかくすること

「角質の環境を整える」には多くの要素がからんでいます。角質はお肌の中でも一番外側にあり、水分保持に大きな役割を果たしています。角質細胞が成熟していると、細胞をつなぐ角質細胞間脂質が規則的に細胞をつなぎ、保湿が保たれます。

　ところが、外気や紫外線は水分を角質から奪い、血行不良や寝不足などによって**ターンオーバーが乱れ、古い角質がいつまでも肌に存在し、乾燥が進行**します。**ターンオーバーの周期が早すぎても未熟な角質ばかりになるので乾燥が進行**します。ターンオーバーを整え、皮脂膜によるバリア機能を整えることが大切になります。

　「保湿のタイミング」は**洗顔後すぐに行うことが大切**です。湯上がりでも３分以内に行うのが理想的です。何もつけずに寝た翌朝、お肌がべたつくのは、皮脂が過剰に出てお肌を守ろうとした証拠。その過剰な皮脂でお肌の**酸化**は始まっています。

「お肌を柔らかくすること」の大切さに気づくために、かたくなった鉢の土を思い浮かべるとよいでしょう。そこに、一生懸命に水や栄養を与

えても土は一向に潤わず、鉢底から水や栄養が流れ出てしまい、やがて植物が枯れてしまいます。お肌がかたくなっている方は、まさにかたくなった土と同じことが起こっています。

　かたくなった土壌を改良して再び植物を植えると、植物は生き生きと成育していきます。**お肌の内側から整える**と、水分が保持され肌弾力がよみがえります。

　アルコールで抽出したチンキは**浸透力が高く、植物の成分をストレートに届けてくれる**理想的な基材なのです。

お肌に潤いを与える成分

カロテノイド／ケルセチン／タンニン／アントシアン／
レスベラトロール／リグナン／ビタミンA、C、E／
ヘスペリジン／コイクセラノイド／アルブチン／エラグ酸／
ウルソール酸／ロスマリン酸／クワノン／シリマリン／
ブルネチン

肌を整えるおすすめのハーブ

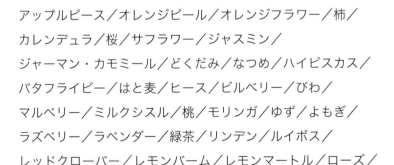

アップルピース／オレンジピール／オレンジフラワー／柿／
カレンデュラ／桜／サフラワー／ジャスミン／
ジャーマン・カモミール／どくだみ／なつめ／ハイビスカス／
バタフライピー／はと麦／ヒース／ビルベリー／びわ／
マルベリー／ミルクシスル／桃／モリンガ／ゆず／よもぎ／
ラズベリー／ラベンダー／緑茶／リンデン／ルイボス／
レッドクローバー／レモンバーム／レモンマートル／ローズ／
ローズヒップ／ローズマリー

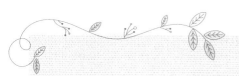

チンキを使ってととのえる方法

【石けん】

　毎日使うものは、私たちの体をととのえる最良のアイテムです。季節や体調に合わせてチンキを選び、肌の調子をととのえる石けんを手作りしましょう。

<材料>
精製水で10倍に希釈したチンキ60ml、石けん素地100g、
ビニール2枚（重ねる）、ラップ（石けんの整形用）

<作り方>
1) ビニール袋に石けん素地を入れ、数回に分けて希釈したチンキを加える。
2) 耳たぶくらいのかたさになるまでよく練る。
3) ラップの上に素地を置き、ラップで包んで形を整える。
4) 割り箸を1本ずつ、少し離して並べ、その上に石けんを置く（石けんの下にも空気が通って乾かしやすい）。しっかりと乾かします。
※アルコールが苦手な場合は、チンキを温めてアルコールを飛ばします。
※保存料を使用していないため、早めに使いきりましょう。

【保湿ローション】

季節やお肌の状態で、チンキや芳香蒸留水の種類を変えられるのも魅力的。

<材料> 5倍の希釈で50ml作成の場合
チンキ10ml、芳香蒸留水または精製水40ml、
植物性グリセリン1〜2ml、スプレーボトル、ビーカー、
ガラス棒、お好みでエッセンシャルオイル0.5%

<作り方>
1）チンキと植物性グリセリンを混ぜ合わせる。
　　※精油を入れるときはチンキに入れて乳化させる。
2）芳香蒸留水または精製水を1）に加える。
3）よく混ぜて、ボトルに移して出来上がり。

<保存方法>
冷暗所で保管し、1か月程度で使いきること。アルコールを飛ばした場合は1〜2週間程度で使い切ること。

※芳香蒸留水で作ると、保湿力はさらに高くなります。ローズウォーターやリンデンウォーター、オレンジフラワーウォーターなどがおすすめです。

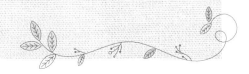

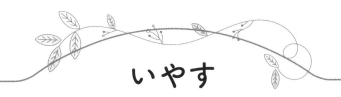

いやす

　植物の自然の香りの脳への到達速度は0.15〜0.2秒。痛みを感じるよりも速いといわれています。香りは脳に到達したあと、心身に影響を与えます。α波もその一つ。この脳波が出ているとき、私たちは「いやし」を感じます。自然の香りはセロトニンという幸せホルモンを分泌し、人工的な香りに比べて「いやし」を長く感じることができます。

● ストレス緩和 ●

情報化社会の怖い落とし穴

　パソコンやスマートフォンの普及により、仕事や勉強、ゲームや趣味で、1日の大半を、画面を見て過ごす方も多いのではないでしょうか。情報化社会といわれて久しい昨今、私たちの生活からこれらは欠かせないものとなりました。

　取り込む情報が増えるほど、脳の処理能力も必要になります。脳は部位ごとにそれぞれ担う働きが違います。情報処理を担うのは大脳新皮質です。大脳新皮質は脳の表面部分で、思考や知識、理性を司っています。

　朝起きてから寝るまで、常に情報にさらされる毎日を送ると、大脳新皮質の疲労が進みます。大脳新皮質が過労状態になると、深い思考ができなくなり、**集中力や記憶力が低下するだけでなく、ちょっとしたことでイライラしてしまったり、情緒が欠落したりします。また、無気力にもなります。**

脳機能の低下でストレスを感じやすくなる

　脳の機能が低下すると、ストレスに対抗する力も弱くなります。ちょっとしたストレスでも大きく負担に感じてしまうのです。

　香りにはストレス抑制効果があることがわかっています。反対に不快なにおいには、ストレスを感じさせる可能性があることもわかってきました。

　ハーブチンキが抽出している自然の芳香成分は、ストレス抑制作用が確認されているものが多くあります（下の表）。

　ラベンダーをはじめとする、リラックス作用を持つ香りの植物でチンキを作り、さまざまなクラフトで活用しましょう。香りを楽しむことが、**脳のストレスを癒やすことにつながります。**

ストレスを緩和する成分

ポリフェノール類全般／アピゲニン／カルシウム／
クエルシトリン／ビタミンB群、C／フェノール／
ロズマリン酸／マグネシウム／リモネン／リナロール／
酢酸リナリル

ストレスにおすすめのハーブ

アップルピース／梅／オリーブ／オレンジピール／
オレンジフラワー／柿／きんもくせい／桜／シナモン／
シベリアンジンセン／ジャスミン／ジャーマン・カモミール／
スペアミント／セントジョーンズワート／タイム／どくだみ／
なつめ／ハイビスカス／パッションフラワー／マロウ／
ミルクシスル／ゆず／よもぎ／ラズベリー／ラベンダー／
緑茶／リンデン／レモングラス／レモンバーベナ／
レモンバーム／レモンマートル／ローズ／ローズヒップ／
ワイルドストロベリー

● 不安解消 ●

不安の正体

　人は想定できない未知の出来事に遭遇すると、「不安」という感情が湧き起こります。不安は自らが置かれた状況に危険が迫っているときにも感じます。いずれも**交感神経が優位になり、脳内物質のノルアドレナリンが盛んに分泌されます。**

　交感神経が優位になっていると、不安な状況から逃れさせようと、脳は脳内物質のノルアドレナリンを分泌し、「逃げろ！」「行動せよ」というシグナルが発せられます。

　さらに副腎髄質からアドレナリンも分泌され、心拍数が増え、血圧が上昇します。これにより、集中力がとぎすまされ、体は危険を避けるために「戦闘モード」に入ります。不安という感情は、実は**自らを守る大切な感情**でもあるのです。

　ところが、**過剰な不安は自らの行動を制限してしまう**ことにつながります。不安の原因は環境や経験、性格などさまざまですが、もともとの不安材料はとてもシンプルなことが多いのです。

　それはまるで、小さな雪の玉を転がして大きな雪の塊にしてしまうようなものです。でも、大きくなってしまった不安を感じている最中には、なかなかそれに気づくことができません。誰かに話をすることで不安解消の糸口を見つけることもできますが、その前に心を落ち着かせるのも大切です。

「香り」で不安を優しく解消

　抗不安作用などのある香りを上手に使って、不安でいっぱいになってしまった自分を落ち着かせる方法を持つといいでしょう。**香りに包まれ**

ながら腹式呼吸を行う方法もおすすめです。ここでは目を閉じて行うことがポイント。

　また、胸元に不安を和らげる目的のチンキをブレンドした、クリームを塗るのもおすすめです。**不安が強い方の胸部は、かたく盛り上がっています。**

　胸の中心部分から腋の下に向かって優しくさすりながらクリームを塗り、こわばりをほぐして香りを感じてみましょう。

抗不安作用のある成分

ポリフェノール類／アピゲニン／カルシウム／リナロール／
酢酸リナリル／リモネン／ビタミンB群、C／フェノール／
ロズマリン酸／マグネシウム

不安を取り除くおすすめのハーブ

アップルピース／梅／オリーブ／オレンジピール／
オレンジフラワー／カルダモン／きんもくせい／桜／
シナモン／シベリアンジンセン／ジャスミン／
ジャーマン・カモミール／スペアミント／
セントジョーンズワート／タイム／なつめ／
パッションフラワー／ヒソップ／ミルクシスル／ゆず／
よもぎ／ラズベリー／ラベンダー／緑茶／リンデン／
レモンバーベナ／レモンバーム／レモンマートル／ローズ

● 気分高揚 ●

巷（ちまた）の落ち込み回避術

落ち込んだときや悩んでばかりで前に進めないことは、誰にでもあります。こんなとき、気持ちを前向きにするには、次のようなことをするとよいといわれます。

・いつもまでも、くよくよしない（反芻（はんすう）しない）
・もう、くよくよするのは今日だけね（反芻する時間を決める）
・○○（○○には最悪のシナリオを入れる）しなかっただけよかった
・そもそも、なんでこんなに悩んでいるんだろう（原因を探る）
・よかったこと探し（ポジティブな面に注目する）
・話を聞いてもらってスッキリした（誰かに話す）

このほかに気晴らしをするなどもよく使われる方法です。それでも、**一歩踏み出す勇気がないとき**は、ハーブを思い出してください。

ハーブの香りを落ち込んだときの「友」に

ハーブの香りというと、リラックスのイメージがあります。しかし、リラックス作用が高すぎると、かえって気持ちを落ち込ませてしまうこともあるのです。

実は、ある特定のハーブ以外、多くのハーブには**高揚作用やリフレッシュ作用があり、心のバランスをとってくれる**ことがわかっています。特にリフレッシュとリラックスを兼ね備えているハーブや高揚作用のあるハーブは、肩の力を抜きながら前向きな気持ちにしてくれます。
たとえばローズの芳香成分は、リラックス作用がある一方、　**脳内で**

「幸福ホルモン」のオキシトシンの分泌を助けることがわかっています。オキシトシンは**自律神経のバランスを整え、ストレスを緩和し、気持ちを前向きにしてくれます。**

　このほかに、柑橘系に含まれる**リモネンも、気持ちを前向きにしてくれる香り**の成分です。ローズとオレンジピールのチンキをブレンドしてバススプレーやエアーフレッシュナーを作るのもおすすめです。

　香りを胸いっぱいに吸い込みながら、気持ちを解放しましょう。

心のバランスをとる成分

カルシウム／鉄／マグネシウム／テアニン／
ビタミンB群、C／メントール／リモネン

気分高揚におすすめのハーブ

オレンジピール／カルダモン／シナモン／シベリアンジンセン
／ジャスミン／スペアミント／セージ／ハイビスカス／
ペパーミント／ユーカリ／緑茶／レモングラス／
レモンバーベナ／レモンバーム／レモンマートル／ローズ／
ローズヒップ／ローズマリー

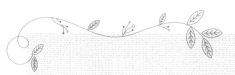

チンキを使っていやす方法

【エアーフレッシュナー】

　ディフューザーがなくても楽しめるエアーフレッシュナーは、誰でも手軽に香りを楽しめる方法の一つです。精油を入れなくても、自然の香りを楽しむことができます。

〈材料〉100ml分
チンキ 30ml、精製水 70ml、
ガラス棒、ビーカー、遮光スプレーボトル

〈作り方〉
1）チンキ、精製水をビーカーに入れ、よくかき混ぜる。
2）スプレーボトルに入れて出来上がり。

〈保存方法〉
冷暗所で保管し、1か月程度で使いきること。

※精油を加えるときには、チンキに加えてよく混ぜ、香りを確認しながら作ると、上手に調香することができます。
※精油を加える場合は、チンキ 10ml、精製水 90ml、精油は0.5～1%程度にします。

【マッサージクリーム】

　首筋からデコルテにかけて優しく塗ります。しわやくすみが取れ、体温で温まった香りが胸元から上ります。お好みで精油をプラスしても。

〈材料〉約30ml分

チンキ10ml、ワセリン10ｇ、ミツロウ３ｇ、植物油12ml、耐熱容器（ここにすべての材料が入るので、大きめを用意。今回は50ml分）、小さめの泡立て器やクリーマーがあると便利

〈作り方〉

１）チンキ以外を耐熱容器に入れて湯煎にかける。

２）チンキを別の耐熱ビーカーに入れて湯煎にかける。

３）１）が溶けて、チンキが温まったら、少しずつ耐熱容器に
　　チンキを入れて混ぜる。

４）しっかりと混ざったら固めて出来上がり。

〈保存方法〉

冷暗所で保存し、１か月程度で使いきること。

※精油を加える場合は、すべてを混ぜたあと、固まる直前に加
　えます。１％程度の濃度で作るといいでしょう。

※ワセリンでのみ固まるウルソール酸が含まれるローズマリー
　チンキにも用いることができます。

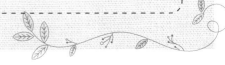

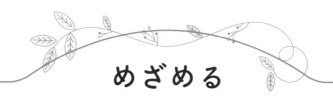

めざめる

　五感の中でも、脳に刺激が到達するスピードは嗅覚が群を抜いています。メントールのようなスッとする香りの成分で脳が活性化すると、交感神経が刺激され、体中がめざめていくのがわかります。

● 集中力・記憶力 ●

脳の衰えの原因は年齢だけにあらず！

　スマートフォンの普及で、四六時中スマホを見ている人が多いように感じます。「スマホ認知症」という、スマホの弊害も見られるようです。

　今や、脳の衰えは年齢のせいだけでなく、さまざまな原因があるようです。実際に最近の研究で、**脳機能は加齢とともに低下するというのは間違い**であるという研究結果が出ています。

　年齢を経て知識量や経験値を積み重ね、必要なときにそれらを出し入れするのに時間がかかるというデータはあります。むしろ、IQ などは低下せず、計算のスピードなどトレーニングを続けると、維持、強化されることがわかってきました。

脳の働きのサポートで注目されるハーブ

　そのサポートとして、**脳の血流を高めてくれるハーブは昔から注目**されてきました。現在、ローズマリーから発見された**ロスマリン酸**はポリフェノールの一種で、**脳機能の低下を防止し、脳の健康を維持する効果**があることがわかっています。また、認知症予防やアルツハイマー病を予防する効果もあげられています。

　ローズマリーは昔から集中力と記憶力を高めるハーブであるといわ

れてきましたが、その裏づけがとれたとなると、グッと興味、関心が湧いてきます。ですが、ローズマリーは**血流を高める働きが高いため、高血圧の方は脳出血を引き起こすおそれがあり、禁忌**となっています。

　ロスマリン酸は**シソ科の植物に多く含まれています**。近年、レモンバームもアルツハイマーや認知症予防、記憶力など脳機能の維持に非常に高い働きをもたらすことがわかってきました。

　レモンバームは**血圧の高い方でも摂取することが可能**なハーブです。年齢に関係なく、学習能力の低下防止にも役立つことがわかっています。

　さらに、**シナモン**に含まれる**シンナムアルデヒドなどは、記憶力の低下防止に役立つ**ことも知られています。薬に頼らず、いつまでも脳の若さを保つために、ハーブを上手に取り入れたいですね。

脳の血流を上げる成分

テアニン／オイゲノール／桂皮酸／シンナムアルデヒド／シトラール／シトロネラール／リモネン／リコピン／カルシウム／鉄／メントール／ビタミンA、B群、C、E／カテキン／ロスマリン酸

集中力・記憶力アップにおすすめのハーブ

アップルピース／オレンジピール／カルダモン／シナモン／シベリアンジンセン／スペアミント／セージ／なつめ／ハイビスカス／ペパーミント／マルベリー／モリンガ／ゆず／よもぎ／緑茶／レモングラス／／レモンバーベナ／レモンバーム／レモンマートル／ローズマリー／ローズヒップ

● デトックス ●

自然の巡りと体の機能の関係

春になると自然界は雪溶けの季節となり、「芽吹きの時」を迎えます。春の山菜をはじめとした食材の多くは、**ほろ苦く**感じます。この**苦味質は植物性アルカロイドで、腎機能の働きを助け、デトックスを促進**する働きがあります。

冬の間、**私たちの体は「蓄える」ことを優先する**ようになります。寒さから身を守るために「熱を蓄える」、実りの少ない季節に「栄養を蓄える」というように……。秋に栄養を蓄えて冬眠をする動物たちと同じなのです。

冬の間蓄えた栄養も、代謝によって排出されるものが出てきます。そのとき、春の山菜が持つ苦味成分を体に取り込むことで、体内に溜まった有害物質をデトックスするというわけです。

春は目覚めとデトックスの季節

冬に外気温が下がると、末端の手足、手首、首などが冷え、その**冷えは内臓へ**と及びます。それにより、**血管の収縮、循環不良、各臓器、器官の機能低下**につながります。汗もかきにくいため、腎臓は水分調整をします。この腎機能の働きが悪くなると、体内の余分な水分を排出しにくくなり、むくみとなるのです。

春は、この低下してしまった**すべての機能を目覚めさせる**季節です。冒頭に述べた植物性アルカロイドは冬の間に蓄積された老廃物や水分を外に出すという**腎臓のろ過機能を助けます**。苦味質は消化を促進し、**肝臓の解毒作用を促す**働きがあります。**さらに血行を促し、消化機能を高**

めてくれる成分が豊富なのです。

　このほろ苦さも「季節の味」として、温かいお茶にチンキを加え、春
の訪れを楽しんでみてはいかがでしょうか。

内臓の機能を回復させる成分

アルカロイド／アントシアニン系色素／イヌリン／
ウルソール酸／リコピン／クエン酸／苦味質／ケルセチン／
シンナムアルデヒド／ジンゲロール／テルピニルアセテート／
カンファー／シトラール／クエルシトリン／タンニン／
ペクチン／カリウム／レスベラトロール／フラボン／カルコン

デトックス作用のあるハーブ

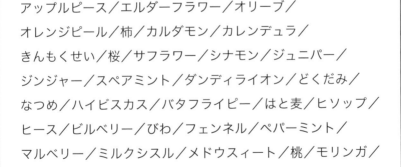

アップルピース／エルダーフラワー／オリーブ／
オレンジピール／柿／カルダモン／カレンデュラ／
きんもくせい／桜／サフラワー／シナモン／ジュニパー／
ジンジャー／スペアミント／ダンディライオン／どくだみ／
なつめ／ハイビスカス／バタフライピー／はと麦／ヒソップ／
ヒース／ビルベリー／びわ／フェンネル／ペパーミント／
マルベリー／ミルクシスル／メドウスィート／桃／モリンガ／
ゆず／よもぎ／ラズベリー／緑茶／リンデン／ルイボス／
レッドクローバー／レモングラス／ローズヒップ／
ローズマリー／ワイルドストロベリー

● リフレッシュ ●

休憩（リフレッシュ）こそが能率を上げる

リフレッシュとは「気分転換」「元気を回復させる」という意味があります。日本人はリフレッシュすることが苦手といわれています。

海外では、「休むこと＝生産性を上げる」「効率を高める」という意識が強く、リフレッシュすることをとても重要視します。スペインのようにシエスタ（昼寝）の習慣がある国もあるほどです。

ここで、興味深い実験をご紹介しましょう。久留米大学医学部精神神経科学教室助教授内村直尚氏の指導のもと、昼休みに15分間の睡眠をとった学生ととらなかった学生、お昼休みに眠らないでほかの休憩時間帯に睡眠をとった学生の3グループに分けて実験を行いました。

週1日以上昼寝をした学生は「頭がスッキリした」という感想と、成績の向上がみられたということです。この結果からも、いかにリフレッシュが大切かがわかります。

とはいえ、日本の会社では昼寝の習慣を持つことは、難しいのが現実です。上手な**リフレッシュ方法には、水分補給や20分程度の仮眠を**とって脳の疲れを取る、甘いお菓子などをいただく、ストレッチや軽く体を動かすなどがあります。

ハーブのリフレッシュ成分活用のすすめ

もう一つ、ハーブのリフレッシュ効果のある成分を上手に取り入れてみてはいかがでしょうか。目を覚まし、**脳を刺激してくれるメントールが含まれるペパーミントや、リモネンが豊富に含まれたレモン系のハーブ**などもおすすめです。

「幸せホルモン」と呼ばれる**セロトニンを分泌してくれるセントジョーンズワートは脳を休ませ**、リラックス後にリフレッシュをもたらしてくれます。安眠を促す緑茶に含まれる**テアニンは、翌日の目覚めを爽快にしてくれます。**

　これらのチンキを炭酸水に入れて、ちょっと一息つきたいときなどのリフレッシュドリンクにするのはいかがでしょうか。

脳の休息、覚醒を促す成分

テアニン／エレウテロサイド／α - ピネン／カテキン／
ヒペリシン／シトラール／シトロネラール／リモネン／
ビタミンＣ／鉄／メントール／ロスマリン酸

気分をリフレッシュするハーブ

オレンジピール／カルダモン／シベリアンジンセン／
ジュニパー／スペアミント／セントジョーンズワート／
タイム／ネトル／ハイビスカス／ヒソップ／ペパーミント／
ゆず／ユーカリ／マルベリー／緑茶／ルイボス／
レモングラス／レモンバーベナ／レモンバーム／
レモンマートル／ローズヒップ／ローズマリー

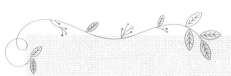# チンキを使って心身がめざめる方法

【ボディジェル】

　ハイビスカスなどリフレッシュ効果が期待でき、抗酸化作用のあるチンキでボディジェルを作ってみましょう。お肌も心もリフレッシュできて、元気が回復してくるのがわかります。

〈材料〉（作りやすい分量）
チンキ５ml、フローラルウォーター 20ml、キサンタンガム３ml、お好みで精油 25ml の１％濃度、ビーカー２個、30ml容器、ガラス棒

〈作り方〉
１）チンキを大きめのビーカーに移し、キサンタンガムを入れて混ぜ合わせる。
２）精油を加え、さらに混ぜ合わせる。
３）チンキ、キサンタンガムを混ぜたビーカーにフローラルウォーターを少しずつ加える。
４）ジェル状になったら保存容器に移して出来上がり。

〈使い方と注意〉
気になるところに適量を伸ばして擦り込みます。擦り込むことで、お肌がサラサラになります。
保管は冷暗所または冷蔵庫で。早めに使いきること。

【リフレッシュドリンク】

　家庭用の炭酸水メーカーが人気！　チンキは炭酸水との相性も抜群です。気分も爽快になる炭酸水にお好みのチンキを加えてリフレッシュドリンクを作ってみましょう。

〈材料〉
炭酸水 500ml、チンキ 10ml 程度（お好みで 3 〜 5 滴くらいから始めても大丈夫です）

〈作り方〉
炭酸水にチンキを加えて、よく混ぜる。
チンキの色と香りを炭酸水でお手軽に楽しめます。

※妊娠中などでアルコールを避けたい方は 3 〜 5ml でお楽しみください。果物などにもアルコールは含まれているので、この範囲であれば問題ないといわれています。ただし、何杯も飲みすぎてはだめですよ。

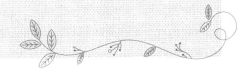

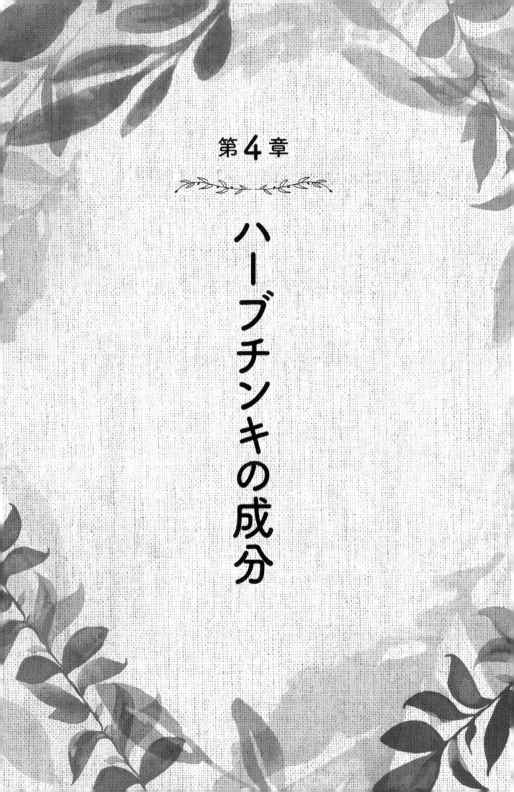

第4章

ハーブチンキの成分

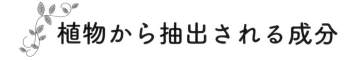

植物から抽出される成分

植物に含まれる有用成分

　先人たちはハーブを食や薬としてだけではなく、防腐剤、防虫、消臭などさまざまな働きに着目し、用いてきました。ヒポクラテスは感染症対策に植物の芳香成分を用いていました。ここからも、植物がもっている成分は、昔から、私たちの生活や健康にも有用であると考えられていたことがうかがい知れます。

　漢方の世界では、今もなお自然の生薬が心身の不調に処方されています。西洋でも中世の頃は、ハーブが医療に積極的に使われていましたが、今では成分が化学的に合成されるなどして、ハーブそのものが医療に使用されることはほとんどなくなっています。

　けれど、芳香成分や、薬理効果の認められる色素成分が植物からなくなったわけではありません。実際にドライハーブをアルコールに浸けると、香りが感じられ、個性あふれる色のチンキが出来上がります。薬用成分がしっかりと含まれていることが、チンキにより確認することができるでしょう。

自然の巡りに合わせて植物を取り入れる

　ハーブにも旬があることをご存じですか？

　夏至の頃を迎えると、ペパーミントやバジル、ローズマリーのように、鮮やか緑で清涼感のある、香り豊かなハーブが多くなります。この時期のハーブにはクロロフィルが豊富なものが多く見られます。

　クロロフィルは、殺菌作用や消臭効果が高いのが特徴です。食中毒の気になる季節にピッタリのハーブたちです。先人もまた、これらを食品

の保存に用いていたのでしょう。そして、何より同じ旬の野菜と相性が
よいのも見逃せません。

　虫刺されにもおすすめのセントジョーンズワートは、夏に成分が豊富
になります。北欧では一年で一番日が長い夏至の日の朝に、セントジョ
ーンズワートを摘むそうです。
　夏から秋という季節の変わりめは、ヒソップ、エキナセアなど、体調
を崩しやすいときにおすすめのハーブが開花時期を迎えます。エキナセ
アは６月ごろから開花するので、摘んで乾燥させてチンキにすると、夏
の終わりから秋口の風邪予防が欠かせない時期にピッタリというタイミ
ングで出来上がります。

植物の命を支える有用成分を、ギュッと閉じ込めたチンキ

　ここでは、ハーブに含まれる豊富な成分の中でも、　特徴的に含まれ
る成分をご紹介します。成分というと、ちょっと難しいイメージを持つ
方もいるかもしれません。
　けれどその働きは、今のご自身の体調や生活を、より快適にしてくれ
るはずです。精油成分は香りに特徴がある成分、ポリフェノールは色素
に特徴がある成分、ビタミン、ミネラルは栄養分として、それぞれ私た
ちの体の調子を整える働きを持ちます。もちろんその他の成分も、それ
ぞれ気になる症状を穏やかに解消してくれる作用をもっています。

　これらの成分はそのまま、植物が自身の命を維持するために作られた
成分なのです。自然の巡りの不思議さ、偉大さを感じることできるのが、
チンキによる「自然療法」です。私たちの健康管理に植物からの贈り物
ともいえる成分を、チンキとして活用しませんか。

チンキに含まれる成分は水溶性、脂溶性と大きく二つに分けることができます。脂溶性にはアルコール度数が高くないと抽出されにくい難溶性成分や、精油のように揮発しやすい揮発性成分があります。

水溶性成分

親水性があるため、ホワイトリカーでも抽出しやすくなります。

●アルブチン

美白作用成分でメラニン色素を作り出すメラノサイトの酵素であるチロキシナーゼの働きを抑制し、メラニンの合成を阻止します。水溶性。

●エレウテロサイド

心身のストレス緩和を促し、ストレス耐性を強めます。

●クエン酸

人間を含めた多くの動物に存在する有機酸で酸味成分です。疲労回復、肩こり、筋肉痛の予防、神経疲労の予防、肝機能の改善の働きがあります。疲労がたまりやすい、肩などのこりが酷い、気力が湧かない、運動量の多い方などに特に必要な成分です。

●苦味質

苦味を感じさせる成分の総称となります。苦味は、唾液や消化液を分泌させる性質があります。胆汁分泌促進、血糖値の調整、消化促進、強肝、緩下、解熱、消炎作用があります。

●コイクセラノイド

　はと麦に含まれていることで有名な成分で、お肌のターンオーバーを促進する働きがあります。そのほかに美肌、抗炎症、腫瘍抑制作用があります。水溶性。

●多糖類

　構成糖類が数百種類から数千種類が結合したものです。脳や神経系に関与するエネルギー源となります。疲労回復効果があります。

●テアニン

　緑茶のうま味成分の一つです。緊張緩和、リラックス、精神安定の働きがあります。脳への影響として脳神経系の保護、血圧降下、記憶力、集中力を高める働きがあります。水溶性なので、お茶にすると成分が溶け出します。

●ビタミンC

　コラーゲンの合成に必要な成分です。高い抗酸化、抗ストレス、免疫力強壮、メラニン色素沈着を予防する働きがあります。水溶性。

水溶性成分のグループ

　チンキを作る際に抽出が期待できる成分が水溶性を含むものです。

●水溶性食物繊維

　食物繊維には水に溶ける水溶性と、溶けない不溶性とがあります。不溶性はアルコールにも溶けないので、チンキでの有効成分は水溶性食物繊維となります。水溶性は糖の吸収を穏やかにする働きがあり、腸内環境を整えてくれる成分です。

・イヌリン

水溶性の食物繊維で、消化されず排出されるのでダイエットに適しています。繊維分の残りが腸内で発酵すると、腸内ガスを発生させ、腸粘膜が刺激され、便通が促されます。大腸がん予防にも期待できます。

・ペクチン

水溶性食物繊維で腸内環境を整える働き、緩下、便通改善、血中コレステロール低下、血糖値上昇抑制、美白、美肌などの働きがあります。

●ビタミンB群
・ビタミンB1

糖質を分解し、エネルギー代謝をサポートするのに欠かせません。神経機能を正常化する働きがあります。

・ナイアシン

ビタミンB群の一種です。アルコールの分解、糖質や脂質の代謝など様々な代謝に関わる成分です。

・ビタミンB12

ビタミンの中でコバルトというミネラルを唯一含んでいて、「赤いビタミン」ともよばれます。赤血球の生成に関与し、造血に関わります。不眠症、アルツハイマー病、動脈硬化予防に役立ちます。

・葉酸

ＤＮＡの合成を助けるビタミンです。胎児の正常な発育に不可欠です。妊娠前から摂取する必要があります。

・パントテン酸

　多くの食品に含まれています。糖質、脂質、タンパク質をエネルギーに変換する際に必要で、抗ストレス作用があります。

●ポリフェノール

　植物全般に含まれる色や苦味などの成分の総称。抗酸化、活性酸素除去、ホルモンと似た作用などがあります。成分の化学構造によって、バリエーションを多く持つフラボノイド系（アントシアニンやケルセチンなど）のほか、エラグ酸やレスベラトロールなどの成分があります。

・アピゲニン

　フラボノイドの一種フラボン類※に分類される成分です。高い抗不安、抗酸化、抗ガン、抗炎症、抗ウィルス作用があります。また近年、網膜の炎症の原因であるマイクログリアの抑制効果が認められました。
　※フラボン類は黄色から白色が特徴の色素成分です。

・アントシアニン

　植物の花、葉、根、茎、果実などに含まれている、赤、青、紫色の色素成分です。視力改善効果、抗炎症、動脈硬化予防、アンチエイジング効果、肝臓機能の強壮などの高さが認められています。特に記憶力の向上に役立つとされています。

・イソフラボン

　マメ科の植物に多く含まれている成分で女性ホルモンに似た作用があります。更年期障害、骨粗鬆症、動脈硬化、冷え性の予防、改善があります。特に更年期における肩こりや肌荒れの予防にも役立ちます。
　ブルネチンはイソフラボンの一種で抗炎症、抗糖尿、抗酸化作用があ

ります。

・カテキン
緑茶や紅茶に含まれている渋味成分です。抗菌、殺菌、コレステロール低下、血糖値上昇抑制、血圧降下、消臭、口臭予防の働きがあります。

・クエルシトリン
血管拡張、利尿、抗炎症、新陳代謝を高めるため、デトックス作用があります。毛細血管強壮作用があり、血圧を安定させる働きもあります。

・クワノン
マルベリーの葉に含まれる特有の成分です。美白、高血圧の予防及び改善に働きかけてくれます。

・ケルセチン
抗炎症、血圧降下、血流改善、脂肪吸収を抑制、脂肪燃焼、動脈硬化予防、コレステロール値を下げる働きなどがあります。

・ジオスミン
血管を保護し、血液循環を改善するので冷え性の緩和が期待できます。

・ビオフラボノイド
血圧降下作用があるため、動脈硬化、高血圧、心筋梗、脳梗塞の予防、鎮静、抗不安、ストレス性の頭痛の緩和、不眠を改善します。

・フラリガン

ラズベリーに含まれ、子宮収縮、月経痛、月経不順、ＰＭＳなどの婦人科系のトラブルに役立ち、子宮の状態を正常に保つ成分です。

・ルチン

毛細血管強壮、高血圧予防、脳血管障害などの予防に役立ちます。

・ロスマリン酸

高い抗酸化、抗アレルギー、抗炎症作用があります。脳機能を維持し、アルツハイマー病の予防に役立ちます。

・サポニン

渋味やえぐみ、苦味成分で、高脂血症予防、高血圧、動脈硬化、肝機能障害の改善に効果があります。脂質の代謝を促進し、血液中のコレステロールや中性脂肪の排泄、肥満の予防、生活習慣病を予防します。

・タンニン

種子に多く含まれる渋味成分で殺菌、収れん、整腸、下痢止めに有効ですが、摂取しすぎると便秘になるので注意が必要です。

・エキナコシド

免疫活性化、抗菌、抗ウィルス作用があります。

・エラグ酸

高い抗酸化、アンチエイジング効果、内臓脂肪の低下作用があり、中性脂肪に変換されにくくすることから、ダイエットにも役立ちます。メラノサイト内の酵素チロシナーゼ活性を抑制するので、美白作用があります。

・カルコン

血液やリンパ液の流れを良くし、デトックスと脂肪の吸収を抑える効果があるため、ダイエットに役立つ成分といわれます。

・リグナン

エストロゲン様作用があります。更年期障害など婦人科系のトラブルに役立ちます。コレステロール低下、骨粗鬆症予防に役立ちます。

・レスベラトロール

非常に高い抗酸化、肌弾力を改善する働きが高いので、シワ、たるみの予防につながります。美白、血行促進、血流改善作用があり肌荒れを予防してくれます。また、生活習慣病予防にも役立ちます。

●ミネラル類

体の機能の維持や調整に欠かせない栄養素です。類似の働きをするビタミンとの違いは、ビタミンが元素から作られる有機化合物であるのに対して、ミネラルは無機質で、カルシウムやマグネシウムなど単一の元素であるのが特徴です。人には16種の必須ミネラルが必要とされています。疲労感、ストレス、貧血気味、高血圧、心疾患の予防、骨粗鬆症、食生活が乱れがちな方に役立ちます。

・カリウム

細胞内の水分を調整し、血圧を正常に保ち利尿、血圧上昇抑制があります。また、筋肉の収縮を調整する働きがあり、心臓や筋肉の機能が正常に保たれるように促します。水溶性成分。

・カルシウム

丈夫な骨や歯を形成し、神経や筋肉の働きを正常に保つ栄養素です。抗不安、安眠、高血圧の予防改善、動脈硬化予防などの働きがあります。足がつりやすい方、妊娠、授乳中、発達段階の子どもに必須です。

・鉄

鉄は体中に酸素を供給し、体の機能を向上させる、疲労の緩和、抗感染症、集中力、記憶力の向上、肩こりの緩和などに役立ちます。水溶性成分。

・マグネシウム

精神を安定させる、体温、血圧の安定、集中力の向上、動脈硬化予防、鎮静作用などの働きがあります。

脂溶性成分

アルコールで抽出できる成分です。溶けにくいものはアルコール濃度の高いもので抽出します。

●ウルソール酸

トリテルペン酸の一種で抗がん、抗菌、光老化抑制、体脂肪低下を促し、血糖値上昇抑制、抗高脂血症、コレステロール値の低下、筋力増強などの働きがあります。また、肌内部に存在する、コラーゲンを増やすレチノールよりも、肌のはりや弾力を甦らせてくれます。アンチエイジング効果がありますが、アルコールでしか抽出できません。難溶性。

●クロロフィル

葉緑素のことを示します。植物や藻類などに含まれている緑色の色素成分です。抗酸化、抗ガン、コレステロール低下、貧血の予防及び改善、整腸、解毒、抗炎症、鎮静、便秘の改善、口臭予防効果があります。難溶性で、抽出する際にはアルコールを用います。スピスタスなどのアルコール度数が高いほうがより緑色に抽出されます。その場合、光感作のあるクロロフィルが多いため、紫外線にあたらないようにしましょう。

●桂皮酸

シナモン（桂皮）に多量に含まれているフェノール性物質で抗酸化、抗ガン作用があります。難溶性。

●シリマリン

フラボノイドとリグナンから構成される天然フェノール類のフラボノリグナン類です。ミルクシスルの有効成分として有名です。高い抗酸化、デトックス作用、肝障害予防及び改善効果があります。難溶性。

※シリビンはシリマリンの一種です。コラーゲンの増加を促し、しわの改善に役立ちます。

●ジンゲロール

ショウガに含まれる辛味成分で制吐、頭痛緩和、脂肪燃焼、加温、胃粘膜損傷抑制、血行促進、免疫向上があります。乾燥によってヒドロキシ基が消失し、より強い刺激を持つショウガオールとなります。ショウガオールには消化促進、殺菌、免疫力向上効果があります。脂溶性。

●ビタミンA

視力低下を防止、皮膚や毛髪の成長を促進し、呼吸器、消化器、子宮

の粘膜の保護をするほか、免疫力を高めてくれます。脂溶性。

●ビタミンE

　高い抗酸化作用があり、アンチエイジング効果、ホルモンバランスをとる働きがあります。脂溶性。

●ヒペリシン

　セントジョーンズワートに含まれる暗茶色の天然色素です。特に花に多く含まれます。抗うつ、抗ウィルス作用があります。現在はヒペルフォリンにも、より高い抗うつ作用があることが解明されてきました。この成分は光感受性を高めるので、塗布後、紫外線にあたってはいけません。脂溶性。難溶性。

●ヘスペリジン

　毛細血管強壮、血行促進、抗アレルギー、血中コレステロール低下、中性脂肪の低下、高血圧予防などの働きがあります。難溶性。

脂溶性成分のグループ

　このグループの成分はアルコールで抽出させます。

●カロテノイド

　動植物に存在する黄色、橙色、赤色などの脂溶性色素成分です。その中で、アルコールで溶けるカロテン類（β-カロテン、α-カロテン、γ-カロテン、リコピン）と溶けないキサントフィル類（ルテイン、カプサンチン、ゼアキサンチン、β-クリプトキサンチン）があります。生活習慣病の予防に役立ちます。

・カロテン類

赤色、黄色の色素成分で体内でビタミン A に変換されるため「プロビタミン A」と呼ばれます。体内の活性酸素を取り除く働きがあり、動脈硬化予防やアンチエイジング効果があります。

・リコピン

赤色の色素成分で、がんの成長を抑制する働きや紫外線のダメージからお肌を守ってくれる働きがあります。β - カロテンよりも高い抗酸化作用があります。

・ルテイン

黄斑変性を予防し、視力回復する働きがあります。抗酸化作用があるのでアンチエイジング効果や抗がん作用があります。

●精油成分

植物の成分中に揮発性成分である精油成分が存在しています。これらを抽出したものがアロマテラピーで使用されるエッセンシャルオイルとなります。チンキには水溶性成分、脂溶性成分に加え、揮発性成分も抽出されています。難溶性・脂溶性

・エストラゴール

揮発性テルペノイドエーテルです。バジル、フェンネルなどのハーブに含まれます。筋肉の緊張を和らげる働き、リラックス作用があります。

・カンファー

ケトン類の一種。交感神経を刺激し、脳刺激、神経と筋肉への鎮痛や呼吸器系疾患の改善がみられます。気持を鼓舞したいときに用います。

・α - ピネン

モノテルペン炭化水素の一種。森林浴の香りともいわれています。リラックス、抗菌、抗ウィルス、血行促進、うっ滞除去などがあります。

・1.8 シネオール

オキサイド類の一種。抗ウィルス、抗菌、抗カタル、去痰、抗炎症、免疫強壮作用があり、風邪の季節や花粉症のシーズンに役立ちます。

・オイゲノール

フェノール類の一種。殺菌消毒、免疫強壮、鎮静、防カビ、鎮痛、抗酸化、麻酔作用などがあります。

・ゲラニオール

モノテルペンアルコール類の一種。ローズやゼラニウムなどの花の香気成分です。消炎症、抗菌、抗真菌、消臭、保湿、ホルモンのバランスをとる働きなどがあります。

・酢酸リナリル

エステル類の一種。リラックス、抗炎症、抗痙攣、鎮痙、神経系への鎮静、強壮、抗不安、安眠作用があります。

・シトラール

アルデヒド類の一種。非常に抗菌作用が高く、ほかに抗ウィルス、免疫強壮、抗炎症、鎮静、抗痙攣、解熱、血圧降下、防虫効果があります。風邪の予防など感染症対策にも役立ちます。

・シトロネラール

アルデヒド類の一種。抗菌、防虫、抗炎症、抗不安、鎮静、抗ウィルス、

血圧降下、解熱、筋肉の痛みを和らげる働きも期待できます。

・シンナムアルデヒド

芳香族アルデヒド類の一種。シナモンの主成分の一つで、高い健胃や毛細血管拡張、血行促進、加温、鎮痛作用があります。

・テルピニルアセテート

エステル類の一種。胃液分泌抑制、胆汁分泌促進作用があります。

・トランス・アネトール

フェノールエーテル類で芳香族化合物の一種。エストロゲン様作用があり、ホルモンバランスを整え、月経不順、PMS、更年期障害の症状緩和に役立つ働きがあります。

・ネロール

モノテルペンアルコール類の一種。抗真菌、高い殺菌、免疫調整、強壮刺激作用があります。

・フェノール

殺菌消毒、免疫強壮作用があります。

・β - カリオフィレン

セスキテルペン炭化水素の一種。抗アレルギー、抗炎症、組織再生、うっ滞除去、鎮痛、抗ストレスなどの働きがあります。

・ボルネオール

モノテルペンアルコール類の一種。抗真菌、免疫調整、強壮刺激、駆虫、

抗ウィルス、抗うつ、鎮痛作用があります。

・メントール

モノテルペンアルコールの一種。抗菌、抗真菌、駆虫、強壮刺激、免疫調整、消炎症、冷却、胃の粘膜を刺激する、消化促進作用があります。

・リナロール

モノテルペンアルコール類の一種。リラックス、安眠、鎮静、抗炎症、抗不安、抗真菌、免疫調整、強壮刺激作用があります。

・リモネン

モノテルペン炭化水素の一種。抗菌、抗ウイルス、抗炎症、健胃、血行促進、覚醒、経皮吸収促進作用などがあります。

水溶性、脂溶性の成分を含むグループ

さまざまな成分が属しています。成分によって水溶性、脂溶性の性質が違います。

●アミノ酸

たんぱく質を構成する要素で、炭素、水素、酸素、窒素などが結合してできた、20種類の有機化合物です。そのうち体内で合成できない9種類を「必須アミノ酸と呼び、食品から摂取する必要性があります。残りは「非必須アミノ酸」で、体内での合成が可能です。

●アルカロイド

　植物性由来の窒素を含む有機塩基類で人体の中枢神経などの組織に
働き、強い効能や毒性を持つものもあります。モルヒネ、ニコチン、カ
フェインなどがアルカロイドの一種です。毒性を持つ一方で、薬の重要
な原料になることから、古くから研究対象として取り上げられています。

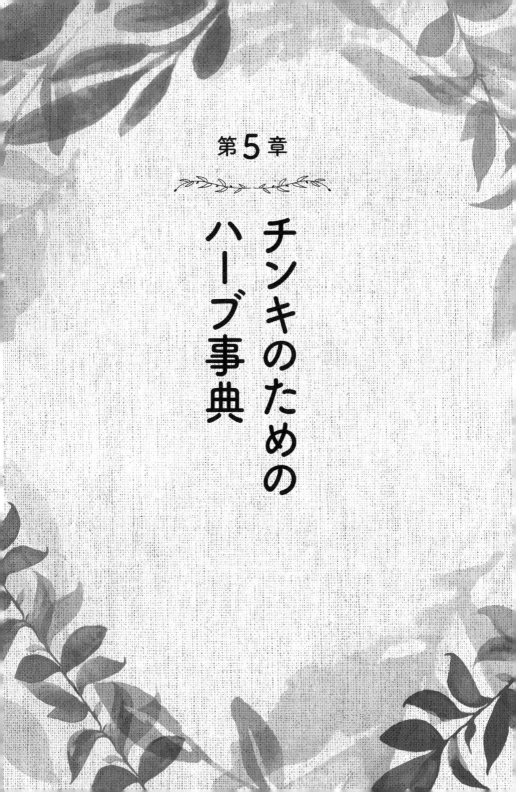

第5章

チンキのための
ハーブ事典

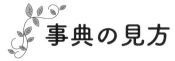

事典の見方

【学術名】

　ラテン語で記されています。植物の世界での標準名なので、事典で植物を調べるときの参考になります。

【科名】

　植物の科名です。似た植物が使用できるかを確認する際に重要です。

【英名】

　英語圏での呼び名です。一般には、英名で呼ばれていることも多いので植物を探す際に参考になります。

【和名】

　日本で定着している呼び名です。この名前で認識されていることもあります。

【別名】

　生息地やその国で呼ばれている、なじみのある名前です。

【原産地】

　植物がもともと自然に生息していた場所です。その土地の気候風土が植物の特色を表すこともあります。

【禁忌】

　人体へ悪影響を及ぼす恐れがあるため、影響を受けやすい、そのハーブの使用を避けるべき人をあげています。ハーブティーなどの使用では

禁忌ではないけれど、アロマの分野で禁忌の植物もあります。チンキは、精油成分も抽出されることから、主成分のうえから禁忌と判断されているものもあります。十分に留意しましょう。

【使用部位】

使用できる部位を示しています。植物によっては、根に毒があるなど、避けるべき部位もあるので確認して使用しましょう。

市販のハーブを使う場合、商品に花や葉、果実などが含まれることがあるため、（　）に入れました。そのまま使ってかまいません。

【色】

本書では、ハーブに含まれる成分の抽出されやすさによって、ウォッカやスピリタスでハーブを浸けています。今回実際に作成したチンキに使ったアルコールと、それによってどのような色になったかを記録しています。口絵では具体的な色をご紹介しています。

【主成分】

ハーブに含まれている働きが認められる主な成分です。その他の成分は今後、働きが解明される可能性があります。

【働き】

主成分による、現在わかっている働きをあげました。

【使い方】

ハーブに含まれている成分が具体的にどのように働くか、またその働きを利用するための具体的な方法などを記しました。

チンキを安全に使用するために

　ハーブは、同じ種属でも、鑑賞用と食用可能なものとに分かれています。チンキを作成するにあたっては、必ず食用またはハーブティーで飲用可能とされている種類をご使用ください。

　たとえば、ジャスミンには同じ属の中に 200 ～ 300 種類以上存在しています。ジャスミンティーの香りづけに使用され、ハーブとしても飲用されるのはマツリカ（別名アラビアジャスミン）といいます。

　ところが、ゲルセミウム（マチン）科のカロライナジャスミンは有毒です。和名もジャスミン、ソケイとされているので、混同されてしまうケースがあります。誤って飲んで、中毒症状である視覚障害を起こしてしまった事例も報告されています。

　また、カレンデュラ（マリーゴールド）には、フレンチマリーゴールドとアフリカンマリーゴールドなどがありますが、ハーブとしてチンキに使用できる種類はポットマリーゴールドになります。トラブルを避けるためにも正しいハーブを選ぶようにしましょう。

　ハーブによる処方は医療ではないため、本書で紹介するチンキは医薬品ではありません。でも、さまざまな薬効成分が確認されているのも確かです。働きが期待できる一方で、禁忌が存在しています。本章の事典に記されている禁忌を確認して使用するようにしましょう。

　たとえば、子宮収縮やホルモンのバランスをとる働きのあるハーブは、月経不順を解消したり、PMS の症状緩和につながりますが、妊娠中は流産の危険につながります。多量に使用しなければ心配ありませんが、体調によっては子宮収縮を引き起こすこともあります。

　また、高血圧の方の使用が禁止されている場合、脳出血を引き起こすこともあります。日常的に使用していただきたいからこそ、以下の点に

十分に注意をして安全で安心に使用するようにしましょう。

1　ハーブの種類、鮮度を確認する

　毒性に注意し、観賞用ではないハーブを使用すること。鑑賞用を使用した際、中毒などの危険性があります。また、古くなったハーブは、酸化している可能性があり、味や香りはもちろん、体にもよくありません。

2　禁忌を確認する

　妊娠中、授乳中、高血圧などの症状のほか、小さな子どもには使用できないハーブもあります。十分に注意しましょう。本書にある子どもは8〜14歳未満、乳児は1歳未満、乳幼児は7歳未満を目安とします。

　また、キク科アレルギーのようなアレルギーへの配慮も必要です。

　クラフトでは植物油などの基材にも留意してください。たとえば、植物油の場合は、必ずアロマ専用のものを使用します。マカデミアナッツオイルを使用する場合は、ナッツアレルギーへの注意が必要になります。

3　保存に気をつける

　アルコールで浸けたチンキにも使用期限があります。1〜2年が一般的です。期限内でも高温多湿の場所での保管や、ハーブがアルコールから出てしまったことによるカビ、しっかりとふたを閉めないことによるチンキの高濃度化などがあります。

　クラフトに関しても、チンキに関しても、自己責任下で行うことになります。注意しましょう。

4　使用量に気をつける

　各目的に合わせた希釈濃度と量を確認して使用しましょう。

アイブライト

「目鏡の壊し屋」の植物は
現代でもさまざまな働きが解明！

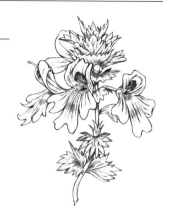

【学術名】　*Euphrasia officinalis*

【科名】　ゴマノハグサ科

【英名】　Eyebright

【和名】　西洋コゴメグサ、コゴメグサ（小米草）

【別名】　ヤクヨウコゴメグサ

【原産地】　ヨーロッパ

【禁忌】　特になし

【使用部位】　葉、花、茎（地上部）

【色】　ウォッカ（赤茶）

【主成分】　ビタミン類、アピゲニン、アウクビン、リグナン、カルシウム、ケルセチン

【その他の成分】　タンニン、サポニン、その他のフラボノイド

【働き】

強壮、収れん、抗アレルギー、抗炎症、抗感染症、抗酸化、殺菌、抗菌、免疫力を高める、
抗ウイルス、過酸化脂質生成抑制、去痰、抗カタル作用、強壮

【使い方】

　アイブライトのチンキは、ヨーロッパでは目のトラブルに一般的に使用されます。近年
では緑内障の治療サポートで使用されているようです。

　目の疲れ、ものもらい、花粉症による目のかゆみなどに役立つ成分**アウクビン**など
がチンキには抽出されます。花粉症のかゆみや眼精疲労の炎症がひどいときにはチンキ
を水で薄めてコットンを浸し、まぶたにのせて湿布をするといいでしょう。

　ゴマノハグサ科の植物にあるアウクビンは**抗炎症作用**が、ケルセチンは**抗酸化作用**に
加え、抗炎症作用も高く、サポニンは**免疫を高めてくれる**ので、日常に**サポートチンキ**
として取り入れるといいでしょう。飲みやすい味わいなので加える飲み物を選びません。
鼻や喉の粘膜炎症にも役立ちます。

アップルピース

果皮に含まれるウルソール酸は
筋肉量を増加、脂肪燃焼！

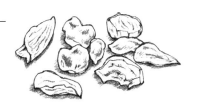

【学術名】　*Malus pumila*

【科名】　バラ科

【英名】　Apple Piece、Apple peel

【和名】　リンゴ

【別名】　—

【原産地】　中央アジア

【禁忌】　特になし。ただしりんごアレルギーの方の使用は注意

【使用部位】　果皮、果実

【色】　ウォッカ（オレンジがかった赤茶色）／スピリタス（薄い黄色）

【主成分】　ビタミン類（A、葉酸、C、K）、カリウム、タンニン、ペクチン、
アントシアニン、ウルソール酸

【その他の成分】　その他のポリフェノール

【働き】

利尿、抗酸化、整腸、消化促進作用、リラックス、風邪予防、免疫力を高める、
抗がん作用、貧血予防、肥満予防、血糖値の軽減、コレステロールの軽減、
ダイエット効果

【使い方】

　甘い香りのチンキは紅茶やハーブティーなどに数滴垂らして飲んだり、お菓子作りや
お料理に使うのもおすすめです。**整腸作用**があるので、便秘気味の方は**温かいお茶に
数滴垂らして食事前に飲む**とよいでしょう。スピリタスで抽出したチンキにはダイエット
効果の期待できるウルソール酸が豊富に含まれています。煮込み物などに**ワインの代わ
り**に加えて使用すると、アルコールの苦手な方でも気軽にとることができます。

　含まれているビタミン類やタンニンは、お肌の**ターンオーバーや皮膚の再生修復**にも
期待できます。クリームやローショの作成時に使用がおすすめ。

梅

昔から副作用のない生薬として有名

【学術名】 *Prunus mume Sieb.et Zuc*

【科名】 バラ科

【英名】 Japanese apricot ／ Japanese Flowering apricot

【和名】 ウメ　古名「ムメ」

【別名】 木の花、春告草、匂草など多く存在

【原産地】 中国

【禁忌】 特になし

【使用部位】 花

【色】 ウォッカ（薄いピンクがかった黄色）／スピリタス（薄い黄色）

【主成分】 酢酸ベンジル（ベンジルアセテート）、オイゲノール、ベンズアルデヒド

【その他の成分】 ―

【働き】

去痰、鎮咳、消化促進、制吐、食欲不振、胃痛、腹部膨満感、

ストレス性のトラブル（喉に何か詰まっているという違和感、胸のつかえ）、喉の渇き、

夏バテ解消、リラックス

【使い方】

　古来から梅の花の香りは、魔よけと信じられてきました。梅は、奈良時代に果実を黒
焼きにした「烏梅」という薬として、中国から伝わったという説が一般的です。

　梅の花は外的ストレスにより香りが変化しやすいといわれているため、チンキを作ると
きは、**開花したらできるだけ早く、花の形を崩さないように優しく手で収穫**します。収
穫した花は、流水で泳がせるように埃や汚れを取り除きます。ざるにキッチンペーパー
を敷き、花びらを上にして重ならないように並べて乾かします。スピリタスで抽出したチ
ンキは**梅の花の甘い香り**が、ウォッカで抽出したものは**果実のような香り**がします。ス
ピリタスで作られたチンキはフレグランスなどに、ウォッカで作られたものは飲用におす
すめです。

エキナセア

急性から慢性まで、感染症に大活躍のハーブ

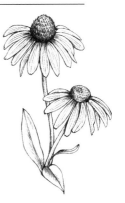

【学術名】 *Echinacea angustifolia*、*E.purpurea*、*E.pallida*

【科名】 キク科

【英名】 Echinacea

【和名】 ムラサキバレンギク、ホソバツバレンギク

【別名】 ―

【原産地】 中央アジア

【禁忌】 キク科アレルギーの方は避ける。8週間以上続けての飲用はしないこと（HIV、膠原病など進行性の自己免疫疾患は禁忌）。妊娠中や授乳中の多飲は控える。子どもにはブレンドで、目的に応じてポイント的に使うのが望ましい。毒性はないが、妊娠中や授乳中は禁忌としていることもある。

【使用部位】 根、地上部

【色】 ウォッカ（茶色がかった黄色）

【主成分】 配糖体、ポリアセチレン、多糖類（ヘテログリカン類など）、イヌリン、アルキルアミド（イソブチルアミド）、カフェ酸誘導体（エキナコシド、シナリン）

【その他の成分】 精油、ケルセチン、その他のフラボノイド

【働き】

抗ウイルス、抗菌、抗真菌、免疫賦活化（免疫向上）、消炎、発汗、創傷治癒

【使い方】

　エキナコシドが主成分なので**免疫向上作用**が高く、1日10滴（0.5ml）程度をぬるま湯や飲み物に垂らして飲用することが一般的です。飲用に抵抗を感じられたら、**うがいに使う**とよいでしょう。感染症や気管支炎にも有効です。**内側からケアをしたい尿路感染症にも活用**されてきた歴史があります。入浴で使用すると膀胱炎にも役立ちます。

　ローションやクリームで湿疹、ニキビなど**皮膚トラブルのケア**にもおすすめです。

エルダーフラワー

粘膜の腫れや呼吸器がつらいときに
思い出したいハーブ

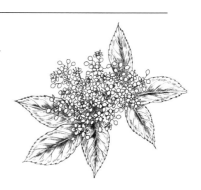

【学術名】 *Sambucus nigra*

【科名】 レンプクソウ科
（旧スイカズラ科、ガマズミ科と記されることも）

【英名】 Elder flower

【和名】 西洋ニワトコ

【別名】 パイプツリー

【原産地】 ヨーロッパ、西アジア、北アフリカ

【禁忌】 未熟な実や種、葉を食べると吐き気をもよおすことも。特に種子には毒性がある

【使用部位】 花（樹皮、葉も含む）

【色】 ウォッカ（オレンジがかった薄い赤茶色）

【主成分】 ビタミンC、パルミチン酸、リノール酸、リノレン酸、クロロゲン酸、ルチン、クエルシトリン、タンニン、カリウム、ペクチン

【その他の成分】 多糖類

【働き】
抗アレルギー、発汗、利尿、解熱、抗炎症、消炎、収れん、抗ウイルス、
うっ滞除去、去痰、鎮痙、緩下、抗カタル

【使い方】
　フェイシャルスチームに活用するとニキビに役立ちます。スチーム時に口を開けると**喉のイガイガなど**にも**有効**です。この方法はアレルギーの**カタル症状にも役立ち**、鼻づまりや鼻水がひどいときにもおすすめの方法です。うがい以外の使用方法として有用です。

　入浴時に使用すると、アレルギーの諸症状だけではなく、**むくみの緩和**にもつながります。

　「インフルエンザの特効薬」ともいわれ、風邪の初期症状に飲用や入浴で使用するのがおすすめです。肩こりが原因の頭痛にも有効です。

オリーブ

年齢とともに気になる血管や血糖値に
役立つチンキ

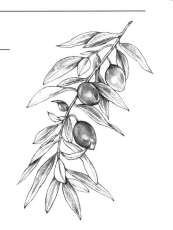

【学術名】　*Olea europaea*

【科名】　モクセイ科

【英名】　Olive

【和名】　オリーブノ木

【別名】　オレイフ

【原産地】　地中海沿岸

【禁忌】　妊娠中の多飲は避ける。血圧降下剤を服用中の方は医師に要相談。低血圧の方は多飲を避ける

【使用部位】　葉、実

【色】　ウォッカ（濃いあめ色）

【主成分】　ルチン、ヘスペリジン、ルテオリン、ビタミンE、セコイリドイド配糖体

【その他の成分】　苦味質 、ミネラル類

【働き】
殺菌、抗ウイルス、血圧降下、尿酸値を下げる、抗酸化、緩下、血糖値降下、利尿

【使い方】

　葉には**セコイリドイド配糖体**が含まれているので高い殺菌作用、抗ウイルス作用が認められています。インフルエンザに役立つことから**「自然の抗生物質」**と呼ばれているので、風邪かな？と思ったらお茶に加えて飲むといいでしょう。流行期に**うがいに用いる**のもおすすめです。血糖値・尿酸値や血圧を下げる働きを持つルテオリンやヘスペリジンが含有されているので、日々の生活で飲用するといいでしょう。

　手作り石けんに加えると、**感染症対策**におすすめです。

　チーズ、魚介類、チキン料理などの風味づけに加えるのもいいでしょう。日々の食生活に取り入れることで**生活習慣病予防**にもつながります。

オレンジピール

心を明るくして、内側から元気にするチンキ

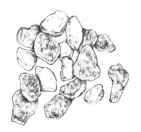

【学術名】 *Citrus sinensis*

Citrus aurantium（オレンジピールの学術名を aurantium とする場合もある）

【科名】 ミカン科

【英名】 Bitter Orange Peel

【和名】 アマダイダイ／ダイダイ（オレンジピールの学術名を aurantium とする場合もある）

【別名】 ―

【原産地】 インド

【禁忌】 特になし

【使用部位】 果皮

【色】 ウォッカ（オレンジがかった赤茶色）

【主成分】 リモネン、リナロール、ビタミンC、フラボノイド類、苦味質

【その他の成分】 ―

【働き】

健胃、消化促進、整腸、鎮静、鎮痙、抗うつ、美肌、鎮咳、食欲不振の時、殺菌、去痰、心身の疲労回復、リフレッシュ、血行促進

【使い方】

　フルーティーな香りのチンキは、スペアミントやペパーミントなどの**ミント系やレモングラスなどのレモン系のハーブティーとも好相性**です。ミント系やレモン系のハーブは、食欲が落ち込んだときに胃を刺激してくれる働きがあるので、数滴垂らして飲むといいでしょう。**腸を整え**、便秘、下痢に役立ちます。魚介類や鶏料理、**乳製品のお料理への使用**にもどうぞ。オレンジピールは鎮咳作用や去痰などの呼吸器系への働きも認められますが、**消化器への評価がより高い傾向**にあります。

　また、**不安を取り除き、心を温かくする**香りはエアーフレッシュナーにおすすめです。入浴時に使用すると血行促進が促され、芯から温まります。

オレンジフラワー

こみ上げてくる怒りや不安に寄り添う香り

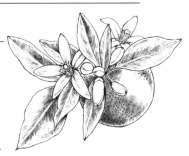

【学術名】 *Citrus aurantium ／ Citrus Vulgaris*

【科名】 ミカン科

【英名】 Orange blossom ／ Bitter Orange Flower

【和名】 ダイダイ（橙）

【別名】 ビター・オレンジ

【原産地】 インド、中国など

【禁忌】 特になし

【使用部位】 花

【色】 ウォッカ（オレンジ色）

【主成分】 酢酸リナリル、リナロール、ネロール、ゲラニオール、β - ピネン、苦味質

【その他の成分】 フラボノイド類

【働き】

抗不安、鎮静、抗うつ、強壮、健胃、浄血、入眠（安眠効果）、片頭痛の軽減、
細胞を修復する働き、自律神経の調整、リラックス、細胞成長促進、皮膚軟化、収れん、
心身の疲労回復、胆汁分泌促進、駆風、血圧降下、鎮痙

【使い方】

　ほのかに甘く、落ち着いた香りのチンキは、**心身の疲労**に役立ちます。**怒りや不安、悲しみ**がこみ上げてくるときにフレグランスとして香らせると、心が落ち着きます。お肌の**細胞成長を促す**働きがあるので、肌が疲れているな、というときに手作りローションやクリームに加えるといいでしょう。

　はちみつのような香りは、飲み物や**料理との相性も抜群**です。風味づけに少し加えるだけでおいしくなります。**フレッシュで作るとき**は、開花直前の花（ネロリ）を摘んで、優しく流水で汚れを取り除き、水分をしっかりと取り、乾燥をさせないで作ることがポイントです。**自己流で乾燥すると香りが飛んでしまいます。**

柿

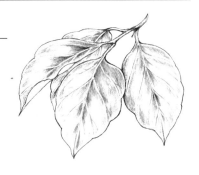

「柿の葉ずし」で使われる葉には
抗菌以外にも栄養が豊富

【学術名】 *Diospyros kaki*

【科名】 カキノキ科

【英名】 Kaki leaf（柿の葉）

【和名】 カキノキ

【別名】 ―

【原産地】 中国

【禁忌】 特になし

【使用部位】 葉、実

【色】 ウォッカ（赤茶色）

【主成分】 ビタミン類（C、K）、タンニン、ケルセチン、アストラガリン

【その他の成分】 ケンフェロール、トリテルペノイド

【働き】

血圧降下、血行促進、抗酸化、美肌、強壮、がん予防、デトックス、抗菌

【使い方】

　葉やへたは実以上の栄養価があるといわれます。柿の木の成長期である**6〜7月の葉にはレモンの約 20 倍ものビタミン C が含まれ、美肌効果などが期待**できます。

　フラボノイドが豊富に含まれ、中でも**アストラガリンには血圧降下が高くみられるほか、花粉症やアトピー性皮膚炎等に役立つ**ことがわかっています。タンニンには抗菌作用や強い抗酸化作用があり、紫外線などでダメージを受けたお肌の修復に役立ちます。

　ケルセチンは血行を促進し、高いデトックス効果があることもわかっています。お肌のケアにはチンキを使った石けんやローションがおすすめ。**入浴、入浴後に使用すると冷え性緩和にも効果**があります。

カルダモン

高い薬効は古今東西で珍重されてきた
スパイスハーブ

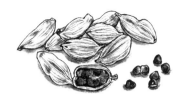

【学術名】　*Elettaria cardamomum*

【科名】　ショウガ科

【英名】　Cardamon

【和名】　ショウズク

【別名】　ビャクズク

【原産地】　インド、スリランカ、グアテマラ

【禁忌】　香りが強いので使用量を守ること

【使用部位】　種子 (植物学上では果実)

【色】　ウォッカ（黄色がかったオレンジ色）

【主成分】　1.8 シネオール、テルピニルアセテート

【その他の成分】　フラボノイド類、デンプン

【働き】

健胃、発汗、食欲刺激、胆汁分泌促進、駆風、去痰、高揚、殺菌、抗ウイルス、
免疫調整、感染症作予防、便秘および尿障害の予防、制吐

【使い方】

　精油成分の**テルピニルアセテート**は胆汁の分泌を促したり、**消化を助けたりする**働きが期待できます。胃もたれ、ガス溜まり、お腹のはりが気になるときに飲用するといいでしょう。

　スパイシーで、しょうがのような刺激があり、紅茶や甘酒、コーヒー牛乳などに垂らしたり、スープやカレーなどに加えたりすると、手軽に取り入れることができます。肉料理はもちろん、魚介類との相性もいいので、**料理に香りづけで使用するのもおすすめ**です。10ml くらいから加えます。

　お顔のケアには、粘膜に刺激を与えるので使用は控えます。消臭作用や殺菌作用も期待できるので、マウスウォッシュやうがいに用いるといいでしょう。

カレンデュラ

外用にも内用にも役立つ
オレンジ色が美しいチンキ

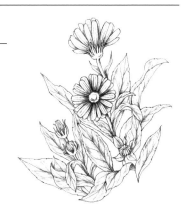

【学術名】　*Calendula officinalis*

【科名】　キク科キンセンカ属

【英名】　Marigold

【和名】　キンセンカ

【別名】　マリーゴールド、ポットマリーゴールド

【原産地】　地中海沿岸

【禁忌】　キク科アレルギーの方。妊娠中の方

【使用部位】　花

【色】　ウォッカ（茶色がかったオレンジ色）／スピリタス（オレンジがかった黄色）

【主成分】　精油、カロテン、ルテイン、リコピン、フィトステロール（タラキサステロール）、苦味質、多糖類、ケルセチン、サポニン

【その他の成分】　—

【働き】　抗酸化、皮膚再生、粘膜修復、抗菌、抗真菌、抗ウイルス、抗炎症、消炎、ホルモン様、月経痛に役立つ、月経不順に役立つ、収れん、防腐、利尿、解毒、発汗、抗痙攣、胆汁分泌促進、うっ滞除去、血行促進

【使い方】

　お肌や粘膜を修復する働きが高いため、手作りローションやクリームに加えるといいでしょう。ローションはニキビや肌荒れに、クリームはかかとのひび割れなどにも有効です。胃粘膜を保護したり、炎症を和らげたりする働きが認められるので、**胃の弱い方は飲用**に用いるのもおすすめです。乳製品との相性がいいので、ポタージュに加えても美味です。

　抗菌作用、抗ウイルス作用、加えて発汗作用と解毒作用があるので、**風邪の予防や熱を伴うインフルエンザの予防**にも用いられています。うがいに使うといいでしょう。**ハンドスプレー**もおすすめです。

きんもくせい

癒やしの香りは胃の調子が悪いときに
飲む生薬としても有名

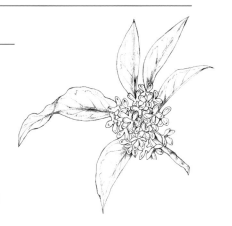

【学術名】　*Osmathus fragrans*

【科名】　モクセイ科

【英名】　fragrant olive

【和名】　キンモクセイ

【別名】　桂花、丹桂、オスマンサス、木犀花

【原産地】　中国

【禁忌】　特になし

【使用部位】　花

【色】　ウォッカ（黄色がかった茶色）

【主成分】　リナロール、ゲラニオール、ステアリン酸、オキサイド類、イオノン、カロ
テノイド、ロウ成分（p-ハイドロオキシフェネチルアルコール）、抗菌成分、オスマン

【その他の成分】　α-ツヨン、パルミチン酸、オレアノール酸

【働き】

健胃、血圧改善（特に低血圧症の方に）、安眠、抗炎症、去痰、精神安定効果、
リラックス、血行促進、アンチエイジング、鎮静、冷え症の緩和、鎮痛、自律神経の調整、
抗菌

【使い方】

　白ワインに漬け込む「桂花陳酒」、はちみつと花でご飯を炊いた「蜂蜜桂花飯」など、
きんもくせいの香りは**料理や飲み物との相性抜群**。アルコールで効率よく抽出された成
分は、紅茶や緑茶とも好相性です。水に３～５滴（小さい子どもは１～２滴）入れ
たうがいで、風邪気味のときや予防に役立ちます。

　きんもくせいの精油は高価で入手が難しいので、**チンキの手作りがおすすめ**。リラッ
クスや安眠作用が高く、**ルームスプレーや香水、石けんで心身の休息**に。入浴時に湯
船に入れて浸かると冷え性に役立ち、浴室に広がる香りで**自律神経のバランスもとれ
ます**。

桜

『古事記』『日本書紀』にも
登場する花には薬効成分がたっぷり

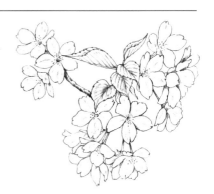

【学術名】 *Prunus spp.*

【科名】 バラ科サクラ属

【英名】 Cherry

【和名】 サクラ

【別名】 ―

【原産地】 日本

【禁忌】 特になし

【使用部位】 樹皮、花、葉、果実

【色】 ウォッカ（オレンジがかった黄色）

【主成分】フラバン配糖体（サクラニン、サクラネチン、ケルセチングルコシド）、
カロテノイド、クマリン配糖体 、レスベラトロール

【その他の成分】 カフェオイルグルコース

【働き】

鎮咳、去痰、抗糖化 、抗酸化、肌弾力の回復、美肌効果（しわ、たるみ、肌荒れの予防）、
保湿、美白、血行促進、生活習慣病予防（メタボリックシンドローム予防、動脈硬化予防）

【使い方】

　桜は昔から食材としても用いられています。桜を浸した桜茶や桜酒は不安を取り除き、
安眠を促し、喉の痛みを取り除くとされてきました。お茶は二日酔いにもよいといわれ
ています。**咳を鎮めたり、痰を取り除いたりする働きが高く**認められています。

　近年、花から桜のエキス「**レスベラトロール**」の抽出に成功し、注目されています。
この成分には**美肌、美白効果**があり、化粧品成分として活用されています。ローション
などの作成時に用いたいチンキです。

　飲み物とのブレンドはもちろん、お菓子作りやお料理にもおすすめ。白身魚とも相性
がよく、**ご飯を炊くときに加えるのもおすすめ**です。

サフラワー

鮮やかな色の成分が血液を浄化し、
血行を促進してくれるハーブ

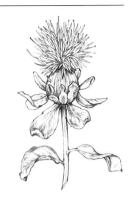

【学術名】　*Carthamus tinctorius*

【科名】　キク科ベニバナ属

【英名】　Safflower

【和名】　ベニバナ

【別名】　スエツムハナ

【原産地】　エジプト

【禁忌】　妊娠中の方、キク科アレルギーの方、出血性疾患、消化性潰瘍のある方、抗凝固剤との併用は避ける

【使用部位】　花

【色】　ウォッカ（オレンジ色）

【主成分】　カルサミンまたはカルタミン（紅色色素）、サフラワーイエロー、フラボン、カルコン、リグナン、リノール酸、オレイン酸、ビタミンE

【その他の成分】　ステロール

【働き】　抗酸化、ホルモンバランスの調整、血行促進、通経、子宮刺激及び収縮、緩下、発汗、更年期障害の改善、蠕動運動、消炎、鎮痛、冷え性緩和、美肌

【使い方】

　フラボンやカルコンに**整腸作用**があり、腸の働きを整え、便秘や下痢に役立ちます。また、**血行促進作用**があるため、それに伴う**蠕動運動で便秘の改善が期待**できます。リグナンの抗菌、抗炎症作用は、お肌のはりをよみがえらせ、くすみの改善が期待できるのでスキンケアにもおすすめです。

　昔から血の巡りをよくするとされ、**婦人科系のトラブル**（PMS, 月経不順、月経痛、更年期障害など）に広く使用されてきました。お茶に加えて飲用するのがおすすめです。**和紅茶との相性は抜群**です。

シナモン

神経強壮があるので、
精神的な疲労にもおすすめのチンキ

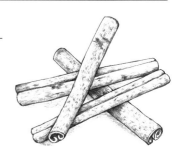

【学術名】 *Cinnamomumzeylanicum/
Cinnamomuncassia ／ C.sieboldii*

【科名】 クスノキ科ニッケイ属

【英名】 Cinnamon Bark

【和名】 セイロンニッケイ、セイロンケイヒ

【別名】 ニッキ、肉桂、桂皮

【原産地】 スリランカ、インド、マダガスカル、インドネシア

【禁忌】 妊娠中の方。シナモンアレルギーの方。降圧剤や糖尿病の治療薬を飲んでいる方。多量飲用に注意。皮膚刺激があるので外用には留意が必要

【使用部位】 樹皮

【色】 ウォッカ（濃い紅茶色）

【主成分】 タンニン、クマリン、オイゲノール、シンナムアルデヒド

【その他の成分】 モノテルペン炭化水素、フェノール、セスキテルペン炭化水素

【働き】

殺菌、駆風、風邪予防、風邪の初期症状の緩和、血圧降下、制吐、去痰、消化促進、血行促進、強壮、発汗、神経強壮、弛緩、血糖値調整、鎮痙、抗ウイルス、収れん

【使い方】

　東洋西洋問わず体を温めることで有名なシナモンは、**冷えからくる消化器の不調**に役立ちます。特に消化不良や吐き気のあるときにおすすめです。体を温めてくれるので、**風邪を緩和、予防目的**にも使えます。

　お料理やお菓子作り、飲み物などに加えるだけで、より風味が増します。和風の味つけとも相性がよく、**醤油ベースの煮物に加えてもおいしくいただけます**。ルームフレッシュナーやマスクスプレーなどで使用するといいでしょう。**感染症対策**にも役立ちます。

シベリアンジンセン

ストレスに打ち勝つ力を
与えてくれるハーブ

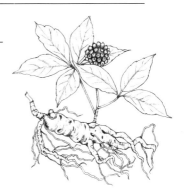

【学術名】 *Eleutherococcus senticosus*
Acanthopanax senticosus

【科名】 ウコギ科

【英名】 Siberian ginseng

【和名】 エゾウコギ、シゴカ

【別名】 シベリアニンジン、シベリアンジンセング

【原産地】 中国、シベリア

【禁忌】 特になし。高血圧の方は医師に相談のうえ飲用との指摘もある

【使用部位】 根、根茎

【色】 ウォッカ（薄い黄色）

【主成分】 エレウテロサイド、クマリン誘導体（イソフラキシジン）、クロロゲン酸

【その他の成分】 ―

【働き】

抗感染症、安眠、強壮、気管支炎などの呼吸器系トラブルに役立つ、心身の疲労回復、
抗ストレス、抗炎症、活性化、集中力と脳機能を活性化、運動能力の向上、
持続力を高める、血圧降下、自律神経のバランスを整える、ホルモンバランスの調整（更
年期障害に）、滋養強壮

【使い方】

　エレウテロサイドが心身の疲労に役立ちます。中国では 2000 年以上もの間、「気」
を高める生薬（刺五加）として用いられてきました。**集中力と脳機能を活性化**し、体
力増強が期待されるとし、ロシア（旧ソ連）ではアスリートや宇宙飛行士に取り入れら
れていました。**ストレスへの耐性**に起因するホルモンバランスの崩れ、自律神経の乱れ
に働きます。

　味や香りにクセがないので、風邪予防ならエルダーフラワーチンキとのブレンドなど**目
的に応じてほかのチンキとブレンドするとよい**でしょう。

ジャーマン・カモミール

マザーハーブの名を持つ
女性を支えるハーブ

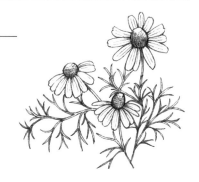

【学術名】 *Matricaria rectita*

【科名】 キク科

【英名】 Chamomile German

【和名】 カミツレ、カミルレ

【別名】 マザーハーブ

【原産地】 インド、ヨーロッパ

【禁忌】 キク科アレルギーの方

【使用部位】 花

【色】 ウォッカ（黄色がかったオレンジ色）

【主成分】 α-ビサボロール、カマズレン、アピゲニン、カマメロサイド、ルテオリン、ケルセチン、コリン

【その他の成分】 セスキテルペンラクトン類（マトリシン※）
※マトリシンが水蒸気蒸留されるとカマズレンが得られるためチンキには含まれない。

【働き】

抗アレルギー、抗炎症、鎮痛、発汗、利尿、駆風、鎮静、筋肉の緩和、
神経の緩和、リラックス、血行促進、抗糖化、婦人科系トラブルに、健胃、消化促進

【使い方】

　甘くフルーティーで、**フレッシュジュースや甘酒、紅茶に好適**。カマロサイドを含有するカモミールには体の糖化を抑制する働きが期待できます。**目の老化にも**役立ち、チンキ入りのローションに浸したコットンで**アイパック**がおすすめ。

　乾燥の季節に湯船に入れると**保湿**されるだけでなく、リラックスでき、**安眠**へと誘います。抗炎症作用があるので、**花粉症や風邪の季節のうがい**に。飲用は、胃の痛みの緩和につながります。ドイツでは**歯肉炎の予防**に役立つとされます。

ジャスミン

心身の緊張をといてバランスをとる、
ストレス社会に必須のハーブ

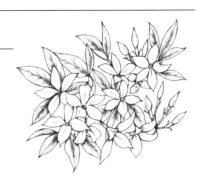

【学術名】 *Jasminum grandiflorum/*
Jasminum officinale

【科名】 モクセイ科ソケイ属

【英名】 Jasmine

【和名】 オオバナソケイ、ソケイ

【別名】 コモンホワイトジャスミン

【原産地】 東南アジア、インド

【禁忌】 妊娠中の方は注意が必要（スピリタスで抽出したものは使用を控える）

【使用部位】 花

【色】 ウォッカ（黄色）

【主成分】 リナロール、酢酸ベンジル、酢酸リナリル、ジャスモン

【その他の成分】 フラボノイド

【働き】

リラックス、鎮静、抗ストレス、安眠、催淫、通経、月経過多改善、
更年期障害の軽減、月経前緊張症の緩和、ホルモンバランスを調整、鎮痙、消化促進、
抗うつ、美肌、腸内環境を整える、血管の伸展性を高める、高揚

【使い方】

　精油成分には多くのリラックス、鎮静を促す成分が含まれ、**緊張をゆるめる**働きがあ
ります。**気持ちが落ち着かないとき、精神的な疲労が蓄積したとき**に手にしたいチン
キです。ピロースプレーを作成するのもおすすめです。心因性の機能障害や月経不順の
改善にも適しているので、不妊症の治療に用いられることもあります。エッセンシャルオ
イルはわずかしか採れず、高価なのでチンキの代用がおすすめです。

　ジャスミンのリラックス作用は**血行を促進**し、血管の伸展性が好転したとの研究結果
もあります。入浴の際に用いるとよいでしょう。心身をリラックスさせつつ、心を高揚さ
せるので**心身のバランスをとる**ことができます。

ジュニパー

ジンの香りづけで有名なハーブは
用途の広い万能ハーブ！

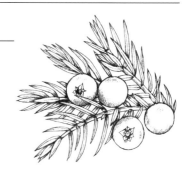

【学術名】 *Juniperus communis*

【科名】 ヒノキ科

【英名】 Juniper berry

【和名】 セイヨウネズ、トショウ

【別名】 杜松、鼠刺し

【原産地】 ヨーロッパ、イタリア、西南アジア（諸説多数あり）

【禁忌】 長期飲用は禁止（4～6週間の継続的使用は禁止）。妊娠中、授乳中の方。
炎症を伴う腎臓病の方

【使用部位】 果実（樹果）

【色】 ウォッカ（薄く紫がかった赤色）

【主成分】 α-ピネン、サビネン、β-カリオフィレン、リモネン、フラボノイド、
タンニン、ボルネオール、シトロネロール、ビタミンC、多糖類、樹脂

【その他の成分】 ―

【働き】

解毒、健胃、殺菌消毒、利尿、発汗、食欲促進、尿道炎や膀胱炎へ有効性、
痛風やリウマチへの有効性、美白、美肌（ニキビなどに）、血行促進、鎮痛

【使い方】

　古くから使用され、殺菌、消毒作用が高いとして、アメリカの先住民族は風邪の治療に、
フランスでは院内感染の予防のためにローズマリーとともに枝を焚いたり、ストローイ
ング（床にまく）に用いたりしたといわれています。**エアーフレッシュナー**で空気の浄
化に用いるといいでしょう。

　腎臓病の方が使用できないほど利尿、解毒作用が高いので、**むくみや泌尿器系の感
染症の改善に高い働き**を示します。ボルネオールが体臭を抑えるので、**石けんやデオ
ドラントスプレー**もおすすめです。ニキビにはローションとしてや入浴時に用いるとよい
でしょう。肉料理との相性もよく、**肉の臭み消し**に便利です。

ジンジャー

血行をよくし、むくみ、冷え、
消化器の不調に役立つ

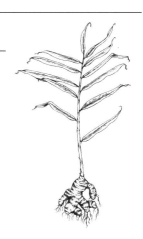

【学術名】　*Zingiber officinale*

【科名】　ショウガ科

【英名】　Ginger

【和名】　ショウガ

【別名】

【原産地】　インド、中国（東南アジア）

【禁忌】　胆石のある方は医師に相談のうえ飲用。妊娠中・授乳中の方は控えめに

【使用部位】　根茎

【色】　ウォッカ（黄色がかったオレンジ色）

【主成分】　1.8- シネオール、ジンギベレン、ジンゲロール、ショウガオール、
ジンゲロン

【その他の成分】　ミネラル類、ビタミン類、アミノ酸類

【働き】

発汗、加温、血行促進、殺菌、抗菌、制吐、鎮痙、去痰、駆風、強壮、
循環促進、抗炎症、消化促進、コレステロール低下（主にジンゲロールの働き）、
血管拡張、鎮痛

【使い方】

　**乾燥するとジンゲロールがショウガオールに変化し、消化促進、消炎症、鎮痛など
の働きが高まります。** そのためチンキを手作りするときも、ドライハーブがおすすめです。

　料理の際、肉や魚の臭み消しとしてではなく、調味料の一つとして使えて便利です。
甘酒や紅茶などに加えて飲むと、体を内側から温めてくれます。**はちみつとの相性も抜
群で、** ジンジャーチンキとはちみつで作るドリンクもおすすめです。**内臓の冷えの緩和**
にもつながり、免疫力を高めてくれます。刺激があるので外用には不向きです。

スペアミント

えぐみのある茎もアントシアニンが
豊富な外用チンキに

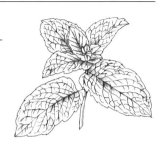

【学術名】 *Mentha spicata L,*

【科名】 シソ科

【英名】 Spearmint

【和名】 オランダハッカ、ミドリハッカ

【別名】 ガーデンミント

【原産地】 地中海沿岸

【禁忌】 乳幼児。メントールがほとんど含まれていないので就学頃の子どもは飲用可能（ただし、アルコールを飛ばすこと）。妊娠中、授乳中の方は控えめに飲用（就学頃の子どもと同様の方法で）

【使用部位】 葉（地上部）※飲用目的でフレッシュを使用する場合は、茎を入れない

【色】 ウォッカ（緑がかった茶色）

【主成分】 フラボノイド類、リモネン、ℓ-カルボン、1.8-シネオール、フェノール酸、タンニン

【その他の成分】 ミネラル類、ビタミンA、C

【働き】

リフレッシュ、リラックス、消化促進、免疫強壮、消臭、駆風、覚醒、抗炎症、強壮、健胃、抗菌、抗ウイルス、抗カタル、鎮痙、通経（料理、お菓子作りで使用する量は気にしなくもよい）、デオドラント、防虫

【使い方】

　ペパーミントに比べると、メントールがほとんど含まれず、**カルボンの甘さとリモネンの爽やかさ**が感じられ、**口腔ケア**やお料理にも刺激を感じることなく、使用できます。**紅茶や緑茶、ハーブティーとも好相性**です。牛乳に数滴垂らして温め、アルコールを飛ばして氷の入ったグラスに注ぐと、飲みやすくなります。製菓材の**ミントリキュールの代用品**としても使えます。また、夏の入浴時に使用すると、**クールダウン効果**が期待できます。パウダー入りのボディスプレーとしてもおすすめです。**虫よけ**にも。

セージ

紀元前300年のテオフラストスの
「植物誌」にも載る薬効の高いハーブ

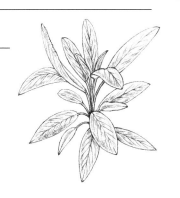

【学術名】 *Salvia officinalis*

【科名】 シソ科サルビア属

【英名】 Sage

【和名】 薬用サルビア

【別名】 コモンセージ

【原産地】 地中海沿岸

【禁忌】 妊娠中、授乳中の方、乳幼児、てんかん、エストロゲンにより悪化する疾患をお持ちの方、高血圧、糖尿病の薬を服用中の方は注意

【使用部位】 葉

【色】 ウォッカ（茶色がかったオレンジ色）

【主成分】 ルテオリン、タンニン、ツヨン、シネオール、カンファー、ボルネオール、カルノソール、ロスマリン酸

【その他の成分】 フェノール酸

【働き】

抗酸化、抗菌、抗ウィルス、抗真菌、消炎症、ホルモン様、母乳分泌抑制、発汗、美肌、収れん、更年期障害の緩和、婦人科系トラブル、血行促進、貧血の改善、消化促進、抗感染症、止血、リフレッシュ、脳機能の活性化

【使い方】

　ローズマリーに次ぐほどの**高い抗酸化作用**は、カルノソールによるものです。抗菌作用、殺菌作用、抗ウィルス作用が高く、**うがいをするときに用いると、喉の痛みを緩和し、風邪予防**になります。**口腔内ケアにおすすめ**のチンキで、歯磨き粉の誕生以前はセージを使って歯磨きをしていました。ツヨンやタンニンによる**消炎作用**が、歯肉炎、口内炎の緩和に役立つので、マウスウォッシュにするとよいでしょう。

　ホルモン様作用と血行促進で、更年期や月経不順や過少月経などの**婦人科系トラブルに役立ち**ます。**毛穴ケア**のローションにもおすすめ。

セントジョーンズワート

サンシャイン・サプリメント（沈んだ気持ちを明るくする）
はチンキの代表

【学術名】　*Hypericum perforatum*

【科名】　オトギリソウ科

【英名】　St.John's wort

【和名】　西洋オトギリソウ

【別名】　ヒペリカム、サンシャイン・サプリメント

【原産地】　ヨーロッパ〜アジア

【禁忌】　妊娠中、授乳中の方。MAO 阻害薬に作用することがある。ほかに抗 HIV 薬、血液凝固防止薬、免疫抑制薬、強心症薬、経口避妊薬、気管支拡張薬、抗てんかん薬、抗不整脈薬を服用中の方（医師に要確認）。光感作があるので塗布後、紫外線に当たらないようにする。大量、長期使用及び飲用は避ける

【使用部位】　花、葉、茎（開花時期のもの）

【色】　ウォッカ（赤茶色）※フレッシュで抽出すると赤色になる

【主成分】ヒペリシン、ヒペロシド、ルチン、タンニン

【その他の成分】　精油、ハイパーフォリン（ヒペルフォリン）

【働き】

止血、抗炎・消炎、抗うつ（ただし軽度に限る）、鎮痛、創傷、神経疲労回復、鎮静、鎮咳、抗ウイルス

【使い方】

　ハイパーフォリンが豊富なので、うつや不眠の治療に昔から用いられてきました。**心が疲れたとき**、不安やネガティブな気持ちになったとき、SAD（季節性感情障害）、更年期障害、PMS などホルモンバランスで気持ちが不安定になったときに、お茶に垂らして飲みます。

　止血作用や高い修復力を持つので、**肌荒れに用います。消炎作用、鎮痛作用があるので、肩こり、座骨神経痛**に好適です。入浴での使用もおすすめです。

タイム

中世、ペストに立ち向かう
勇者の象徴とされたハーブ

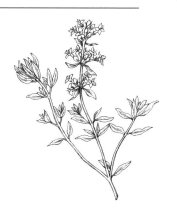

【学術名】 *Thymus vulgaris*

【科名】 シソ科

【英名】 Thyme

【和名】 タチジャコウソウ

【別名】 キダチヒャクリコウ、コモンタイム

【原産地】 南ヨーロッパ、モロッコ、フランス、スペイン、イギリス

【禁忌】 子宮刺激作用があるので妊娠中の多量飲用を避ける。一部に高血圧の方の多飲、常飲を控えるようにという指摘もある

【使用部位】 葉、花穂（花穂は主にフレッシュ）

【色】 ウォッカ（赤茶色）

【主成分】 チモール、カルバクロール、サポニン、アピゲニン、ルテオリン、苦味質、タンニン

【その他の成分】 ロスマリン酸、ウルソール酸

【働き】

防腐、殺菌消毒、抗菌、抗アレルギー、鎮痛、抗炎症、去痰、消化促進、疲労回復、鎮痙、強壮、消臭、鎮咳、抗不安

【使い方】

　呼吸器系のトラブルに広く活用されてきました。特に咳を鎮め、**喉の痛みや痰を除去する働きが高い**ので**喉スプレーやうがい**がおすすめ。うがいの途中で飲み込んでしまっても、胃腸炎に用いられるハーブなので市販薬より安心です。風邪の治りかけで咳が残ってしまっている方に特におすすめです。鎮痛作用の**アピゲニンは安眠**を促します。

　殺菌消毒作用の高さが長く注目されてきました。精油に含まれるチモールやカルバクロールの殺菌、防腐作用は、病院内の消毒に使用される**フェノールの20倍**です。この働きは**食品保存や料理の香りづけ、臭み消し**にも使用されてきました。清々しい香りはキッチンに常備したい1本。

ダンディライオン

強肝、催乳作用と、
世界中が薬用目的で伝えたハーブ

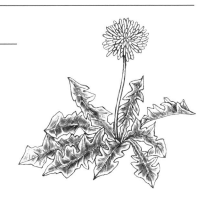

【学術名】 *Taraxacum officinale*

【科名】 キク科

【英名】 Dandelion

【和名】 西洋タンポポ

【別名】 ダンデリオン

【原産地】 ヨーロッパ

【禁忌】 キク科アレルギーの方。胆道閉鎖症、胆のう炎、腸閉塞の疾病がある方

【使用部位】 根（葉を使用することも）

【色】 ウォッカ（茶色がかったオレンジ色）

【主成分】 カリウム、カルシウム、イヌリン、苦味質（タラキサシン）、
フェノール酸 (カフェ酸)、フィトステロール（タラキサステロール）

【その他の成分】 ―

【働き】

利尿、緩下、浄化浄血、催乳、強肝、老廃物排泄、胆汁分泌促進

【使い方】

　世界各国で肝臓の強壮に用いられてきました。春先、冬の間に溜め込んだ老廃物を排泄するといわれます。**老廃物を排泄**することによって**体質改善**、アトピーや花粉症などのアレルギー改善、ニキビに役立つとされています。排泄作用の一つである利尿作用の高さは**「おねしょのハーブ」**という呼び名があるほど。イヌリンは**お腹のはりを取り除き、便秘**にも役立ちます。お茶に加えて飲みます。

　チンキはアルコールで抽出するので、妊娠中の飲用に適していません。**お茶**で用いる方が目的に合っています。葉にはβ - カロテン、カリウムが豊富。サラダとしても食されます。特に春先の葉は栄養価が豊富です。

どくだみ

馬に食させると10の薬効があると
古来より愛されたハーブ

【学術名】　*Houttuynia cordata*

【科名】　ドクダミ科　ドクダミ属

【英名】　Heart-leaved houttuynia、Fish Mint、houttuynia

【和名】　ドクダミ「ドクダメ（毒溜）」

【別名】　ジュウヤク（十薬）、ギョセソウ、ジゴクソバ

【原産地】　日本をはじめとした東南アジア

【禁忌】　特になし。ただし腎機能が低下している方は多飲しない

【使用部位】　地上部

【色】　ウォッカ（赤茶色）

【主成分】　クエルシトリン、イソクエルシトリン、ルチン、ベンズアミド配糖体、デカノイルアセトアルデヒド、カリウム

【その他の成分】　―

【働き】

うっ滞除去、強心、消炎、解熱、解毒、緩下、利尿、排膿、血圧降下、殺真菌、殺菌、抗菌、毛細血管の強壮

【使い方】

　　昔から焼酎やホワイトリカーに漬け込み、スキンケアや**便秘の改善、傷口**に使用されてきました。**クエルシトリン**は**ストレスや生活習慣の乱れによる胃腸のトラブルに役立ち**、特に胃の粘膜の修復を促してくれます。飲用すると**血圧の安定や便秘などにも役立ち**ます。ただし、飲みすぎは下痢を引き起こすので注意が必要です。裏を返すと、それだけ**デトックス効果が高い**といえます。膀胱炎や尿道炎、ニキビの改善にも。

　　お肌のケアにはローションのほか、クリームやジェルもおすすめです。

※フレッシュを使う場合、日陰で乾燥させるとどくだみの臭気が弱まります。

なつめ

『万葉集』『本草和名』にも登場する
女性の味方のハーブ

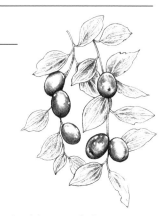

【学術名】 *Ziziphus jujube var. inermis*

【科名】 クロウメモドキ科ナツメ属

【英名】 Chinese jujube

【和名】 ナツメ（夏芽）

【別名】 大棗（タイソウ）（生薬名）

【原産地】 中国、アジア西南部、ペルシャ、インド北西部（諸説さまざま）

【禁忌】 特になし（とりすぎるとお腹が張る。生姜ととると軽減する）

【使用部位】 果実

【色】 ウォッカ（赤茶色）

【主成分】 サポニン、カテキン、プロアントシアニジン、アルコール配糖体、多糖類、トリテルペン（オレアノール酸、オレアノンサ酸）、鉄、カリウム、ビタミンB群

【その他の成分】 その他のポリフェノール

【働き】

強壮、緩和、抗酸化、冷え症緩和、利尿、鎮静、滋養強壮、免疫力向上、鎮痛、栄養補給、消化吸収促進、生活習慣病予防、腸内環境を整える、精神安定、抗ストレス、美肌、妊娠力を高める、むくみ緩和、肥満予防、アンチエイジング

【使い方】

　奈良時代に中国より伝来し、薬用として用いられていました。中国では五果（桃、栗、杏子（あんず）、洲桃（すもも）、棗（なつめ））のひとつで、漢方薬として葛根湯、桂枝湯などに処方されます。**アンチエイジング効果の高さ**が注目されてきました。プルーンの1.5倍の鉄が含まれており、**貧血の予防**に使用できます。**イライラしたときに用いたい**チンキです。サムゲタンのように**煮込み料理との相性がいい**ので料理に用いるとよいでしょう。またお茶に加えて飲むのもおすすめです。代謝も上がるので、**むくみやお肌の改善**につながります。

ネトル

アレルギーの季節だけでなく、
髪に爪に使ってほしいハーブ

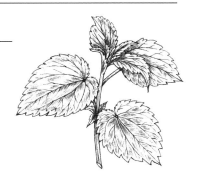

【学術名】 *Urtica dioica*

【科名】 イラクサ科

【英名】 Nettle、Stinging Nettle

【和名】 西洋イラクサ

【別名】 蕁麻

【原産地】 北半球

【禁忌】 妊娠初期の方。生での食用不可。スピリタスで抽出した場合、光感作のあるクロロフィルが多いため、紫外線にあたらない。

【使用部位】 葉

【色】 ウォッカ（緑がかった茶色）／スピリタス（緑色）

【主成分】 クロロフィル、β‐カロテン、鉄、カルシウム、マグネシウム、葉酸、シリカ（ケイ酸）、ケルセチン、ルチン、カリウム、ビタミンC

【その他の成分】 ヒスタミン（棘毛）、フィトステロール、その他のフラボノイド類

【働き】 抗アレルギー、浄化浄血、利尿、強壮、造血、鎮静、消炎、血糖値を下げる、収れん、催乳、前立腺肥大の抑制、貧血予防、強肝、デトックス、活性酸素除去

【使い方】

　棘毛にヒスタミンが含まれているので、フレッシュハーブでの使用は控えます。採取の際に棘毛に触れてしまうと痛がゆくなり、炎症を起こしてしまうので注意が必要です。お茶もドライがおすすめです。

　クロロフィルには**浄化浄血作用があり、アレルギーに有効**です。フラボノイドも抗アレルギー作用があるので、ドイツでは春先に飲まれています。症状の現れる2〜3か月前から飲み物に垂らして飲用します。

　クロロフィルは造血作用があり、豊富に含まれる鉄とその吸収を高めてくれるビタミンCが含まれているので、鉄を効率よく体内に取り込むことが可能です。**ケイ酸は育毛に有効**なので、ヘアケアに用いるとよいでしょう。

ハイビスカス

金メダリスト、アベベも愛した
疲労回復の優等生

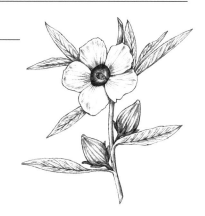

【学術名】　*Hibiscus sabdariffa*

【科名】　アオイ科

【英名】　Roselle

【和名】　紅アオイ

【別名】　ローゼル

【原産地】　西アフリカ

【禁忌】　特になし

【使用部位】　ガク

【色】　ウォッカ（深紅）

【主成分】　クエン酸、アントシアニン、リンゴ酸、ビタミンC、ハイビスカス酸、カリウム

【その他の成分】　粘液質、ペクチン、ミネラル類

【働き】

疲労回復、眼精疲労、利尿、代謝促進、緩下、生活習慣病予防、血糖値の上昇を防ぐ、白内障の予防、抗酸化、美白、美肌

【使い方】

　ハイビスカス**は疲労回復に役立つクエン酸や美肌効果の期待できるビタミンCを豊富**に含みます。クエン酸は、エネルギーを生成するクエン酸回路を活性化することが知られています。これが不足するとエネルギーが十分に生成されません。ハイビスカスのチンキを飲み物に数滴垂らし、クエン酸を効果的に摂取するとよいでしょう。

　また、**アントシアニンは高い抗酸化**を示すので、**眼精疲労や白内障の予防**にも期待が持たれています。美しい深紅の色は、スキンケアにもおすすめ。ローションやクリームに用いると、アントシアニンの抗酸化作用はお肌のアンチエイジングに役立ちます。豊富に含まれる**ビタミンC**は、シミの原因となる**メラニン色素の生成を抑制**することが知られるので、**シミの予防**につながります。

バタフライピー

豊富なアントシアニンの証のブルーのチンキ

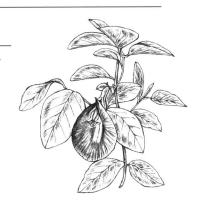

【学術名】 *Clitoria ternatea L.*

【科名】 マメ科

【英名】 Butterfly pea

【和名】 チョウマメ

【別名】 クリトリア、アンチャン

【原産地】 タイ

【禁忌】 花や種子の生食は下痢や嘔吐を引き起こす可能性がある。抗血栓、血症溶解作用が認められるので妊娠中、出血リスクの高い方、多量月経の方、心疾患、脳血管障害、脂質異常症の疾患があり、特に降圧剤や血液がサラサラになる薬を服用中の方

【使用部位】 花

【色】 ウォッカ（赤色がかった群青色）

【主成分】 アントシアニン系色素 (デルフィニジン)、ケルセチン、ケンフェロールミリセチン

【その他の成分】 ―

【働き】

抗酸化、抗炎症、眼精疲労を回復、冷え性緩和、血行促進、老廃物排泄、子宮収縮、血液をサラサラにする働き、美白、美肌、動脈硬化予防

【使い方】

　豊富に含まれる**アントシアニン系色素**は美しい青色とともに、**抗酸化と血行促進作用**が期待できます。冷えからくるむくみや目が疲れたときにおすすめです。アントシアニンには毛細血管を保護したり、血管を拡張して血液をサラサラにしたりします。このことから**動脈硬化予防や血栓を予防**することが期待されます。**飲み物に加えたり**、色味を生かして**お菓子作り**に用いるといいでしょう。体中でメラニン色素を抑制してくれるので、**美白、美肌が期待**できます。外用では夏場のジェルがおすすめです。

パッションフラワー

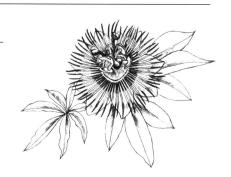

すっきりとした目覚めのための
安眠を促すハーブ

【学術名】 *Passiflora incarnata*

【科名】 トケイソウ科

【英名】 Passion flower

【和名】 チョボオケイソウ、トケイソウ

【別名】 ―

【原産地】 ブラジル

【禁忌】 アルカロイドを含むので多量摂取はしない。乳児、妊娠中の方。車の運転前の飲用は避ける。著しい低血圧の方は注意が必要

【使用部位】 花、葉、つる部

【色】 ウォッカ（赤茶色）

【主成分】 インドールアルカロイド（ハルマン、ハルモール）、アピゲニン、ビテキシン、青酸配糖体（ジノカルディン）

【その他の成分】 ―

【働き】

鎮痛、鎮静、鎮痙、抗不安、精神安定、利尿、抗痙攣、リラックス、安眠、
緊張緩和、血圧降下、中枢神経の興奮抑制

【使い方】

　200年以上昔から、その働きが研究されています。1980年代には抗不安作用、鎮痙、血圧降下などの有効性が認められ、ストレス社会における体調のトラブルに役立つハーブとして注目を集めました。

　特に不眠症の方、精神が不安定な方に役立ちます。**「植物のトランキライザー（精神安定剤）」**といわれるのは、主成分のアルカロイドが神経伝達物質の分解を阻止し、フラボノイドが鎮静を促すからです。睡眠薬に頼りがちな方は、基本的に穏やかな働きで味にクセがなく、**習慣性もない**ので、寝る前に飲み物に入れて飲むのもおすすめです。**どうしようもない不安やイライラが治らないとき**に思い出してください。

はと麦

栄養満点のハーブは美肌にも
デトックスにもおすすめ

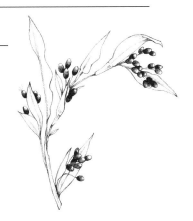

【学術名】　*Coix lacryma-jobi var. ma-yuen*

【科名】　イネ科ジュズダマ属

【英名】　Job's tears

【和名】　ハトムギ

【別名】　ヨクイニン

【原産地】　インドネシア

【禁忌】　特になし。ただし生薬には妊娠中、授乳中の飲用は控えるとある

【使用部位】　種子（植物学上は果実）

【色】　ウォッカ（乳白色　※はと麦の皮がない場合）

【主成分】コイクセラノイド、デンプン、ビタミン類（B_1、B_2、E）、カルシウム、鉄、脂肪酸、多糖類、食物繊維、アミノ酸

【その他の成分】　―

【働き】

新陳代謝促進（特にお肌のターンオーバー促進）、利尿、鎮痛（関節炎や神経痛）、消炎、排膿、腫瘍抑制、美肌、むくみの改善、消化器のトラブル

【使い方】

　漢方でも「ヨクイニン」といわれる**種皮を取り除いた種子**を使用します。江戸時代からイボを取る働きがあるとされてきました。**アミノ酸が豊富で、角質層に水分を保持する力が高い**ことがわかっていて、乾燥を防いで保湿を促します。ローションやジェル、石けんを手作りするときに加えるといいでしょう。肌荒れ、ニキビや吹き出物、そばかす、シミにも有効です。**コイクセラノイドが腫瘍抑制作用、ターンオーバーを促進**してくれます。

　体内の余分な水分を排泄する力が高く、むくみ、膀胱炎などに役立ちます。飲用のほか、入浴に用いると経皮吸収されます。

ヒース

内側から体やお肌を
美しくしてくれるデトックスハーブ

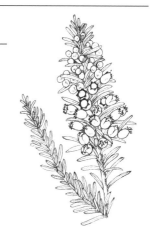

【学術名】 *Calluna vulgaris*

【科名】 ツツジ科ギョリュウモドキ属

【英名】 Heath、Heather

【和名】 ギョリュウモドキ、エリカ

【別名】 ヘザー

【原産地】 ヨーロッパ

【禁忌】 特になし。一部、酸性尿を引き起こす薬剤との併用で抗菌力の低下がみられるとの指摘もある

【使用部位】 花

【色】 ウォッカ（赤みがかった茶色）

【主成分】 フラボノイド、タンニン、
ヒドロキノン配糖体（アルブチン、メチルアルブチン）、ミネラル類

【その他の成分】 ―

【働き】

利尿、美白、色素沈着予防、抗菌、尿路消毒、尿酸排泄促進、尿路結石予防、
痛風・リュウマチの緩和、腎機能強壮、膀胱炎の予防・緩和

【使い方】

　アルブチンはメラニン色素の生成を抑制するので、美白効果が高いとわれます。タンニンはお肌の引き締めを促します。ヒースのチンキは、手作りのローションなどで使用するのがおすすめです。

　豊富に含まれるフラボノイドは利尿作用や発汗作用が高く、デトックス作用が期待できます。また、デトックス作用と抗菌は尿酸の改善につながり、リュウマチの症状緩和や膀胱炎などの感染症にもよいとされています。入浴の際にチンキを数 ml 滴下するのもおすすめです。

　お茶などに数滴垂らして飲用すると、これらの働きが内側から期待できます。

ヒソップ

昔から神殿の浄化、魔よけ、
リキュールの香りづけまで幅広く活用

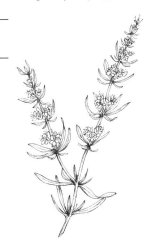

【学術名】 *Hyssopus officinalis*

【科名】 シソ科ヤナギハッカ属

【英名】 Hyssop

【和名】 ヤナギハッカ（柳薄荷）

【別名】 ―

【原産地】 南ヨーロッパ～西アジア

【禁忌】 妊娠中の方、授乳中の方、高血圧の方、てんかんをお持ちの方。多飲は控える

【使用部位】 葉、花、茎

【色】 ウォッカ（黄色がかったオレンジ色）

【主成分】 リナロール、リモネン、1.8-シネオール、ピネン、カンファー、タンニン、マルビン

【その他の成分】 苦味質、配糖体

【働き】

抗ウィルス、抗菌、去痰、鎮咳、消炎、抗カタル、発汗、駆風、緊張緩和、抗不安、鎮静、消化促進、抗リウマチ、蠕動運動、免疫力向上

【使い方】

　古くは旧約聖書にも載るハーブです。空気の浄化や防虫を目的に、**中世ではストローイング（床にまく）ハーブ**として使用されました。1.8 シネオールにより**抗ウィルス作用、抗菌作用**が認められ、インフルエンザ予防に有効です。発汗作用もあり、風邪の初期にも使用します。予防や初期症状には**ヒソップのチンキでうがいがおすすめ**です。抗ウィルス作用はヘルペスにも役立つので**ローションやジェル**で活用します。

　マルビンなど呼吸器系に働きかける成分が多く含まれ、去痰や鎮咳が期待でき、感染症に働きます。ピネンは鎮痛作用があり、**筋肉や関節の痛みやリウマチのこわばりにも役立ち**、飲用や入浴で用います。**火傷や打撲などの炎症にはジェル**がおすすめ。

ビルベリー

抗酸化、抗炎症、コラーゲン生成など
アントシアニンのお陰

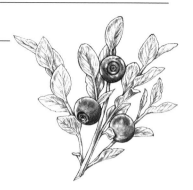

【学術名】　*Vaccinium myrtillus*

【科名】　ツツジ科スノキ属

【英名】　Bilberry

【和名】　セイヨウスノキ

【別名】　ヨーロッパブルーベリー

【原産地】　北ヨーロッパ

【禁忌】　特になし。一部に血液凝固剤との多量併用は注意が必要とある

【使用部位】　果実

【色】　ウォッカ（濃い赤紫色）

【主成分】　アントシアニン、鉄、カリウム、リン、亜鉛、フルーツ酸、配糖体、糖類、
タンニン、ペクチン

【その他の成分】　フラボノイド類

【働き】

果実：眼精疲労、かすみ目、収れん、抗菌、毛細血管強化、制吐、抗酸化、抗炎症、
動脈硬化の予防、血液循環の改善、静脈瘤の予防

葉：眼精疲労、血糖値降下、代謝促進、抗菌、殺菌

【使い方】

　フルーティーで飲用に向き、**赤ワインの代わりにお料理に活用**することができます。

　視力に影響を与える**たんぱく質のロドプシンの再合成を促し、視力の低下を予防、
改善**することが期待できます。目を含む体内すべての毛細血管を強化します。特に、糖
尿病が原因の目の不調に役立ちます。ヨーロッパでは犬の目のサプリメントとしても使
用されています。犬に使用する際は、アルコールを飛ばして使用することがポイントです。

　タンニンとペクチンも豊富に含まれているので腸粘膜を保護し、便秘を改善し、**腸内
環境を整えて**くれます。**内用**がおすすめです。

びわ

さまざまな薬効から
「大薬王樹」の異名を持つ植物の葉

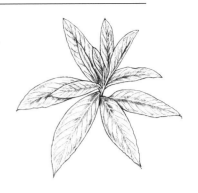

【学術名】　*Eriobotrya Japonica*

【科名】　バラ科

【英名】　Loquat

【和名】　ビワ

【別名】　枇杷（中国）

【原産地】　中国南西部、日本の自生説も有

【禁忌】　特になし。スピリタスで抽出した場合、光感作のあるクロロフィルが多いため、紫外線にあたらない。

【使用部位】　葉

【色】　ウォッカ（茶色）／スピリタス（緑色）

【主成分】　ウルソール酸、クロロフィル、セスキテルペン、サポニン、タンニン

【その他の成分】　糖類、トリテルペノイド

【働き】

鎮咳、去痰、皮膚トラブル（特に湿疹、汗疹）、鎮痛（打撲やねんざ）、抗炎症 、健胃、骨粗鬆症予防、浄化浄血、脂肪分解、殺菌、消毒

【使い方】

　豊富に含まれるウルソール酸、クロロフィルを抽出するには、アルコール度数の高いスピリタスか無水エタノールが最適です。上手に抽出されると、美しい緑色のチンキになります。

　昔から**湿疹や汗疹、虫刺され**に使われてきました。ローションやクリームの基材にしたり、お風呂に垂らしたりします。ウォッカやホワイトリカーで抽出すると、お茶などに数滴垂らして飲むこともできます。**飲用すると、胃腸や消化不良といった消化器の不調に役立ち**ます。

　作る際、**葉の裏にはある細かい毛**をスポンジやブラシ、布巾などで**優しくこすって取り除き**、乾燥したものをカットして使用します。これはびわ茶としても飲むこともできます。

フェンネル

古代エジプトの医学書にも
記された歴史のあるハーブ

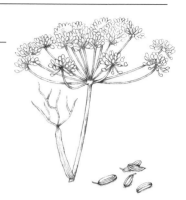

【学術名】　*Foeniculum vulgare*

【科名】　セリ科

【英名】　Fennel

【和名】　ウイキョウ、茴香、小茴香

【別名】　スイート・フェンネル

【原産地】　地中海沿岸、エジプト

【禁忌】　妊娠中、婦人科系疾患のある方は多量摂取を避ける。アニスシード、キャラウェイとのブレンドは作用が強くなりすぎるので避ける。セリ科アレルギーのある方は注意

【使用部位】　種子（植物学上では果実）、葉、茎

【色】　ウォッカ（黄色）

【主成分】　脂肪酸、ルチン、タンパク質、ミネラル類、トランス・アネトール、フェンコン、エストラゴール、ケルセチン、ケンフェロール

【その他の成分】　フラボノイド類、ビタミン類

【働き】
ダイエット効果、解毒、利尿、消化促進、緩下（便秘の改善）、関節痛の緩和、催乳、駆風、更年期障害の緩和、鎮静、強壮、ホルモン様、血液循環の改善、抗炎症、去痰、生理痛の緩和、エストロゲン様

【使い方】
　古代ギリシャの医学書『エーベルス・パピルス（BC.1550年頃）』では、**ダイエット効果**があるとし、マラスロン（痩せる）と呼んでいました。中世ヨーロッパでは、消化器の不調、催乳などにも使われていました。現在でも同様の目的で使用されています。お茶やお酒に加えたり、好相性の**魚料理**に用いたりするといいでしょう。**利尿や胃腸を刺激して老廃物を排泄**します。

　女性ホルモンを整える働きも期待できます。**はちみつで作るハニーチンキ**もおすすめ。

ペパーミント

用途が多く初心者におすすめのチンキ！
乳製品とも好相性

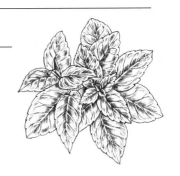

【学術名】 *Mentha piperita*

【科名】 シソ科

【英名】 Peppermint

【和名】 セイヨウハッカ、コショウハッカ

【別名】 ―

【原産地】 ヨーロッパ

【禁忌】 妊娠中、授乳中の方、乳幼児。ハーブティーは粘膜を刺激するので注意が必要。スピリタスで抽出した場合、光感作のあるクロロフィルが多いため、紫外線にあたらない。

【使用部位】 葉

【色】 ウォッカ（赤茶色）／スピリタス（黄色がかった緑色）

【主成分】 ℓ‐メントール、メントン、メントフラン、アピゲニン、ルテオリン、タンニン（ロスマリン酸）、クロロゲン酸、アズレン、カロテノイド類

【その他の成分】 カフェ酸

【働き】

鎮静、鎮痙、駆風、消化促進、制吐、殺菌、抗ウイルス、中枢神経活性化、発汗、防虫、頭脳明晰、胆汁分泌促進

【使い方】

　メントールが豊富で眠気を覚ます働きが高く、**脳の活性化**にも役立ちます。紅茶やハーブティー、コーヒーなどに加えてもおいしくいただけます。食後の飲み物に入れると、**消化が促されて胃もたれの予防**になります。

　筋肉の痛みにはクリームやジェルでトリートメントしましょう。**頭皮にスプレー**すると、夏場のむれや**汗疹、抜け毛の予防**になります。消臭作用も高いので、**デオドラント目的**にヘッドやボディ用の石けんもおすすめ。マウスウォッシュとして用いると**口臭予防**にもなります。**緊張型頭痛にはフレグランスやジェル**で。**虫よけスプレー**としても。

マルベリー

血糖値上昇を防ぐ
5000年以上も昔からの薬用樹

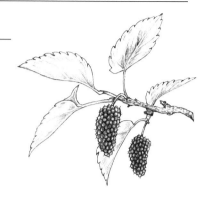

【学術名】 *Morus alba*

【科名】 クワ科

【英名】 Mulberry

【和名】 マグワ、クワ

【別名】 ―

【原産地】 中国、朝鮮半島

【禁忌】 特になし。スピリタスで抽出した場合、光感作のあるクロロフィルが多いため、紫外線にあたらない。

【使用部位】 葉、根皮、果実

【色】 ウォッカ（緑がかった赤茶色）

【主成分】 デオキシノジリマイシン（DNJ）、クロロフィル、γ - アミノ酪酸、鉄、カルシウム、亜鉛、ケルセチン、フィトステロール（シトステロール）、ビタミン類（A、B_1、B_2、C）、クワノン

【その他の成分】 ルチン、食物繊維

【働き】

糖吸収抑制、血糖値上昇抑制効果（α - グルコシダーゼ阻害による）、糖尿病予防効果、腸内環境を整える、便秘の改善、解熱

果実：アントシアニン系色素が豊富ため、抗酸化、眼精疲労回復などが期待できる

葉：クワノンが含まれているので美白にも　根皮：利尿、鎮咳

【使い方】

　桑茶としても有名で、チンキは緑茶のような味わいで飲みやすく、**食前30分にお茶に加えて飲むと血糖値上昇抑制**が期待できます。ビフィズス菌（善玉菌）の働きを高め、**腸内環境を整えます**。食物繊維は水分を含むと体内で粘りを持ち、老廃物を排泄するので**肥満予防**に。ローションや、カオリンやモンモリオナイトといったクレイでパックを作り、スキンケアをすると、**美白作用**が期待できます。

マロウ

ティーは青から紫、ピンクへ
色の変化が楽しめる。

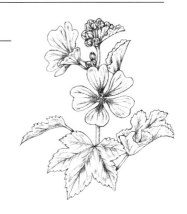

【学術名】　*Malva sylvestris*

【科名】　アオイ科

【英名】　Mallow

【和名】　ウスベニアオイ

【別名】　コモン・マロウ

【原産地】　ヨーロッパ

【禁忌】　特になし。スピリタスで抽出した場合、光感作のあるクロロフィルが多いため、紫外線にあたらない。

【使用部位】　花（葉も含む）

【色】　ウォッカ（あめ色）／スピリタス（茶色がかった緑色）

【主成分】　アントシアニン色素（デルフィニジン）、タンニン、粘液質

【その他の成分】　クロロフィル

【働き】

抗炎症、鎮静（ストレス性も）、鎮咳、粘膜の保護、消化器系の不調緩和、
活性酸素除去、抗酸化、視覚機能改善

【使い方】

　アントシアニン系色素が豊富で、レモン汁などを加えると青からピンクになる「サプライズティー」として有名です。お茶に加えて飲むと、胃の粘膜を保護し、**胃腸の炎症を緩和**します。「オペラ座の怪人」の中では、喉をいたわる「美声のハーブ」として登場します。気管支の不調に飲用以外で**喉スプレーやうがいで用いて**もいいでしょう。

　アントシアニンの一種、デルフィニジンは**高い抗酸化作用と抗炎症作用**があります。また、ほかのアントシアニン系色素同様、視覚機能改善に効果が期待され、パソコンや紫外線による**眼精疲労や目のかすみに役立ちます**。ビルベリーやアイブライトのチンキとブレンドし、お茶に加えて飲むといいでしょう。ローションやクリームなどで用いると粘液質に働き、**皮膚のケガや炎症にも働き**かけてくれます。

ミルクシスル

胆汁分泌促進、肝細胞再生など
肝臓の働きを高めてくれるハーブ

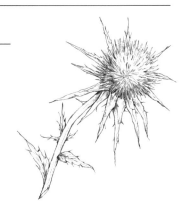

【学術名】 *Silybum marianum*

【科名】 キク科オオアザミ属

【英名】 Milk thistle

【和名】 マリアアザミ、オオアザミ

【別名】 シリマリン

【原産地】 地中海沿岸

【禁忌】 キク科アレルギー、稀に軟便になることも

【使用部位】 種子

【色】 ウォッカ（薄い黄色がかった茶色）

【主成分】 シリマリン、フィトステロール、脂肪酸（リノール酸、オレイン酸）、ビタミンE

【その他の成分】 フラボノイド

【働き】

抗酸化、肝機能障害の予防と改善、肝細胞保護、強肝、タンパク合成促進、胆汁分泌促進、鎮痛、催乳、美肌、アンチエイジング、抗アレルギー

【使い方】

　昔から肝臓の働きを助けるハーブとして民間療法に用いられてきましたが、現在では**肝細胞保護作用や肝機能改善作用の効果が科学的に証明**されています。ドイツでは肝機能障害の改善に処方されています。したがって、**チンキの飲用は有用**です。

　お肌に用いると、シリマリンを構成しているシリビンがコラーゲンの増加を促し、**しわを改善**します。ローションやクリームで、スキンケアに活用できます。脂肪酸は細胞膜やホルモンの形成を助け、ビタミンE の吸収を助けます。**ビタミンE は免疫力を高め**てくれます。肝機能の低下による倦怠感や肌のかゆみ、むくみ、消化不良、精神不安定、うつなど、さまざまなトラブルの改善を促します。

メドウスィート

アスピリン（解熱鎮痛剤）の元となった
「奇跡のハーブ」

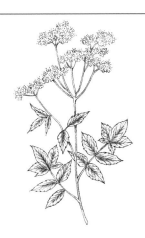

【学術名】　*Filipendula ulmaria*

【科名】　バラ科シモツケソウ属

【英名】　Meadowsweet

【和名】　西洋ナツユキソウ（西洋夏雪草）

【別名】　クイーンオブザメドー

【原産地】　ヨーロッパ、西アジア

【禁忌】　アスピリン、サルチル酸の服用中は避ける、子ども、妊娠中、授乳中の方、
アスピリンにアレルギーのある方

【使用部位】　葉、花、茎（地上部）

【色】　ウォッカ（オレンジがかった茶色）

【主成分】　サリチル酸塩、タンニン、ビタミンC、粘液質、1.8-シネオール、
カンファー、α-ピネン

【その他の成分】　フェノール配糖体、糖類、フラボノイド類

【働き】

抗炎症、利尿、むくみの緩和、発汗、解熱、抗菌、殺菌、胃の働きを活性化、制酸、
消化促進、収れん、抗炎症、抗リウマチ

【使い方】

　解熱鎮痛剤のアスピリンに含まれるサリチル酸は、メドウスィートの花から分離され
ました。そのため**アスピリンにアレルギーのある方は、使用を避けて**ください。殺菌力
が強く、中世ヨーロッパでは感染症を防ぐために床にまかれました（ストローイングハー
ブという）。利尿作用もあり、泌尿器系の感染症やむくみ、リウマチの緩和に効果が期
待できます。お茶に加えるといいでしょう。

　制酸作用があり、胃酸過多、消化器のトラブルや胸やけなどに役立ちます。発汗作用、
解熱作用は、風邪のひきはじめに有効です。飲用や入浴、エアーフレッシュナーがおす
すめです。

桃

古事記にも登場する
歴史の古い植物から作られる民間薬

【学術名】 *Amygdalus persica* ※

【科名】 バラ科モモ属

【英名】 Peach（Peach leaf）

【和名】 モモノ葉

【別名】 桃葉

【原産地】 中国

※学術名：*Purunus persica* はバラ科サクラ属があります。すももに近い品種です。「桃」で紹介されることもあります。

【禁忌】 桃仁（種子）は妊娠中禁忌、乾燥していない葉は毒性のアミグダリンを含むので注意が必要。

【使用部位】 葉

【色】 ウォッカ（赤茶色）

【主成分】 タンニン、カリウム、マグネシウム、オレイン酸、ケンフェロール配糖体、クマリン

【その他の成分】 エムルシン、アミグダリン

【働き】

抗酸化、美肌、アンチエイジング、鎮痛、殺菌、抗炎症、消炎、保湿、整腸、むくみの改善、利尿、代謝促進、皮下脂肪分解、下痢の緩和

【使い方】

　フラボノイドが豊富で**殺菌作用や抗炎症作用**が期待でき、汗疹や湿疹に役立ちます。そのため、昔から**薬湯**に使われてきました。**夏場、紫外線を浴びたあとのお肌に使うと、消炎、保湿作用が働き**ます。ミネラル分が豊富で利尿作用があり、**むくみの改善**に役立ちます。オレイン酸やマグネシウムで**整腸**があります。飲用、入浴、ローションなど用途は多岐に渡ります。

　アミグダリンは種子や未熟な果実、葉に含まれ、乾燥が不十分な葉に微量残ります。大量に摂取すると中毒性があるので、市販の食用の桃の葉を使用することをおすすめします。

モリンガ

90種類以上の栄養素が含まれる
ミラクルツリー

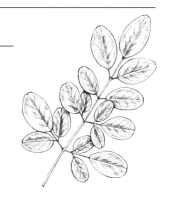

【学術名】　*Moringa oleifera*

【科名】　ワサビノキ科ワサビノキ属

【英名】　Moringa

【和名】　ワサビノキ（山葵の木）

【別名】　ミラクルツリー、ホースラディッシュツリー

【原産地】　インド

【禁忌】　妊娠中の方

【使用部位】　葉、根、樹皮、種子、花

【色】　ウォッカ（黄色がかった茶色）

【主成分】　必須アミノ酸、食物繊維、モリンギン、モリンギニン、ラクトン類、グルクロン酸、アラビノース、β - カロテン、カルシウム、鉄、カリウム、マグネシウム、ビタミン類（A、B群、C、E）、タンパク質（特に種子に含まれる）

【その他の成分】　―

【働き】

抗菌、利尿、抗酸化、抗炎症、血糖値の安定、血圧降下、アンチエイジング、消化促進、緩下、生活習慣病予防、デトックス、美肌、血行改善

【使い方】

　強力な**抗菌、抗炎症、抗がん効果**があるといわれます。古代ギリシャでは治療薬として、またインドの伝統医学アーユルベーダでも用いられました。**栄養価も高く、抗酸化作用が高い**のが特徴です。お茶に加えて飲むと吸収率が高まり、**消化促進や便秘の改善、血糖値のコントロール**などが期待できます。**ピロリ菌に対する効果**も指摘されています。料理酒の代わりに使用したり、他のチンキとブレンドしてもよいでしょう。

ユーカリ

オーストラリアの先住民族が愛した
抗感染症に長けたハーブ

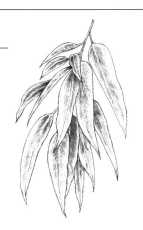

【学術名】 *Eucalyptus globulus*

【科名】 フトモモ科

【英名】 Eucalyptus

【和名】 ユーカリノキ

【別名】 ガムツリー

【原産地】 オーストラリア、スペイン

【禁忌】 高血圧の方は注意。過剰摂取は頭痛、痙攣などを起こすこともある。妊娠中は短期間の使用に限る。肝疾管、胆汁管、消化管への炎症が認められている方

【使用部位】 葉

【色】 ウォッカ（紅茶色）

【主成分】 1.8-シネオール、テルピネオール、ボルネオール、モノテルペン炭化水素、ケトン類など

【その他の成分】 フラボノイド類、タンニン

【働き】

浄化、抗菌、抗ウイルス、殺菌、抗炎症、血糖値降下、血行促進、去痰、鎮痛、消臭、防虫、集中力アップ、リフレッシュ

【使い方】

　ユーカリに含まれる**オキサイド類の 1.8-シネオール**という成分は**風邪、インフルエンザなどの感染症予防**に役立ちます。**うがいやマスクスプレーでの使用がおすすめで**す。**花粉症にも役立つ**ことから鼻の下に塗るクリームなどに用いると、鼻づまりの解消にも役立ちます。

　湯船に入れて浸かると、呼吸器のトラブルに役立ち、免疫力アップにも効果的です。**防虫作用**もあるので、スプレーを作成して網戸や部屋にスプレーするといいでしょう。寝具にスプレーするとダニ予防にもなりますが、**色素が付着して落ちなくなる可能性があるので注意**します。

ゆず

精油成分を取り出せるチンキで
心身の元気を取り戻してくれる

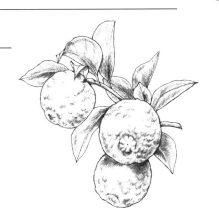

【学術名】 *Citrus junos*

【科名】 ミカン科

【英名】 Yuzu

【和名】 オニタチバナ、ユノス（柚の酸）

【別名】 ―

【原産地】 中国

【禁忌】 敏感肌の方、光毒性、酸化しやすいので冷蔵保存が望ましい

【使用部位】 果皮、種子

【色】 ウォッカ（果皮は黄色／種子はごく薄い黄色）

【主成分】 リモネン、テルピネン、リナロール、α - ピネン、ビタミン類（C、E、P）
フラボノイド類、クエン酸、β - クリプトキサンチン

※種子は上記のほかにペクチンが含まれる

【その他の成分】 ―

【働き】

血行促進、毛細血管強壮、加温、発汗、殺菌、抗菌、抗ウイルス、筋肉疲労回復、
神経疲労回復、健胃、消化促進、駆風、収れん、鎮痛、抗うつ、鎮静、癒傷、強壮、
抗不安、抗ストレス、血中コレステロール降下

【使い方】

　豊富な**ビタミンCはシミやそばかすの予防**になり、**ヘスペリジンはコラーゲンの生
成を促し**ます。**保湿作用の高いペクチン**が豊富な種子のチンキとブレンドして、スキン
ケアに用いるといいでしょう。

　ヘスペリジンは血行促進作用もあるので冬至にゆず湯に入るのも納得。冷え性の方
はチンキを常備し、入浴時に通年使用できるといいですね。**種子は神経痛やリウマチに。**
お茶に加えたり、お料理やお菓子作りにも向いています。

よもぎ

昔の人の知恵が詰まった
現代の万能薬のハーブ

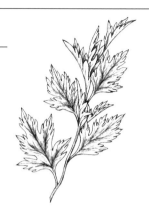

【学術名】 *Artemisia princeps*

【科名】 キク科ヨモギ属

【英名】 Japanese mugwort

【和名】 ヨモギ

【別名】 モチグサ、ガイヨウ（生薬名）

【原産地】 日本

【禁忌】 キク科アレルギーの方、妊娠中の方（少量は大丈夫）。スピリタスで抽出した場合、光感作のあるクロロフィルが多いため、紫外線にあたらない。

【使用部位】 葉

【色】 ウォッカ（明るい茶色）／スピリタス（緑色）

【主成分】 タンニン、シネオール、α‐ピネン、カンフェン、コリン、テルペノイド類（セスキテルペノイド）、クロロフィル、カロテノイド（β‐カロテン）、ビタミン類（B群、C、E、K）、カリウム、カルシウム、鉄、食物繊維、アデニン

【その他の成分】 ―

【働き】

血行促進、抗菌、鎮痛、収れん、健胃、免疫力強壮、貧血予防、造血、浄血、代謝促進、美肌、高血圧予防、心臓病予防、止血、腸内環境を整える、便秘の改善、ホルモンバランスを整える、冷え症緩和、リラックス、安眠、がん予防

【使い方】

　日本各地に生息し、草餅や草団子に若葉が使用されます。鍼灸治療の「モグサ」としても有名。五月の節句に入る**菖蒲湯にはよもぎが一緒に入れられること**もあります。季節の変わりめに血行促進作用、殺菌作用のある菖蒲とよもぎを使って**体を温め、体調の崩れを予防する（＝邪気を払う）**という昔の人の知恵です。**デトックス作用**も期待できます。**入浴や飲用**が効果的です。アトピーの改善をはじめ**スキンケアにも有効**なので、ローションやジェルなどもおすすめです。**止痒作用**も期待できます。

ラズベリー

ビタミン類やポリフェノール豊富な
アンチエイジングハーブ

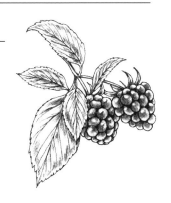

【学術名】 *Rubus idaeus*

【科名】 バラ科

【英名】 Raspberry leaf

【和名】 エゾイチゴ、ヨーロッパキイチゴ

【別名】 レッドラズベリー

【原産地】 ヨーロッパ、北アジア

【禁忌】 妊娠初期の飲用。妊娠中の飲用は事前に医師に相談する

【使用部位】 葉（ハーブティーは葉を使用、果実はフランボワーズと呼ぶ）

【色】 ウォッカ（赤茶色）

【主成分】 タンニン（没食子酸、エラグ酸）、フラガリン、ビタミン類（B群、C）、鉄、カルシウム、ペクチン

果実：ビタミン類含有量は少なく、カリウムとカルシウムを含有する

【その他の成分】 ―

【働き】

婦人科系の不調緩和、ホルモンバランス調整、催乳、粘膜強化、抗不安、抗ストレス、抗炎症、収れん、鎮静、疲労回復、子宮や骨盤の強化、貧血予防、子宮収縮、鎮痙、美白、抗酸化、抗ウイルス

【使い方】

「安産のハーブ」として有名で、**子宮を収縮して出産を促し**てくれます。**フラガリン**という成分が**子宮や骨盤の筋肉を調整**するからです。PMSや更年期障害、月経痛を緩和してくれるので、**温かい飲み物に数滴垂らして飲用**するといいでしょう。

　エラグ酸は、メラニンの生成を抑制し、**美白作用**があります。**シミ、くすみが気になったら、お茶に加えて継続的に飲ん**でみましょう。抗ウイルス作用、抗炎症作用があり、風邪の予防にぬるま湯に数滴垂らしてうがいすると、**喉の痛み、さらに口内炎にも役立ち**ます。

ラベンダー

芳醇な香りが体をゆるめてくれるハーブ

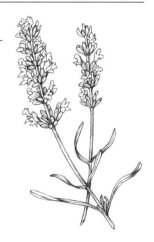

【学術名】 *Lavandula angustifolia*、
Lavandula officinalis

【科名】 シソ科

【英名】 Lavender

【和名】 真正ラベンダー

【別名】 イングリッシュラベンダー、コモンラベンダー

【原産地】 地中海沿岸地方、フランス

【禁忌】 妊娠中の方。スピリタスで抽出した場合、光感作のあるクロロフィルが多いため、紫外線にあたらない。

【使用部位】 花

【色】 ウォッカ（紅茶色）／スピリタス（緑色）

【主成分】 酢酸リナリル、リナロール、フラボノイド類、タンニン

【その他の成分】 クマリン、クロロフィル

【働き】

鎮静、鎮痛、抗菌、殺菌、抗ストレス、安眠、消化促進、防腐、疲労回復、駆風、リラックス、自律神経調整、鎮痙、抗うつ、強壮、抗炎症

【使い方】

　リラクゼーション効果が高いラベンダーは、ルームフレグランスを作成するのもおすすめです。精油に含まれるリナロールなどのリラックス成分が、心身の緊張やストレスを和らげてくれます。

　神経性の頭痛にも役立つので、紅茶や緑茶などの飲み物に加えて飲むと、取り入れやすいでしょう。ミルクティーに加えて飲むのもおすすめです。肉類（特に豚肉）とも相性がよいので、お料理の際にお酒の代わりに用いるのもおすすめです。

　日焼けあとのお肌のケアに、ローションやジェル、湯船に入れて使用します。入浴時に使うと肩こりや腰痛などの痛みが軽減します。

緑茶

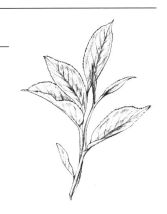

奈良平安時代に霊薬として伝来した
緑茶には人々を救う力が満載！

【学術名】 *Camellia sinensis*

【科名】 ツバキ科ツバキ属

【英名】 Green tea

【和名】 緑茶

【別名】 チャノキ

【原産地】 中国

【禁忌】 特になし。スピリタスで抽出した場合、光感作のあるクロロフィルが多いため、紫外線にあたらない。

【使用部位】 葉

【色】 ウォッカ（茶色）／スピリタス（茶色がかった緑色）

【主成分】 アルカロイド（カフェイン、テオブロミン、テオフィリン）、カテキン、テアニン、ビタミン類（B₂、C、E）、β-カロテン、リナロール、クロロフィル、タンニン

【その他の成分】 ―

【働き】

抗菌、消臭、抗炎症、血行促進、抗がん、血圧降下、収れん、リラックス、
精神の疲労回復、下痢を止める（止瀉作用）、高脂血症を改善、美白、デトックス効果、コレステロール低下、貧血予防

【使い方】

　緑茶に含まれる**高い抗酸化作用を示すカテキンは、コレステロール値を改善**します。肉の臭み消しになり、**煮込み料理にワインや料理酒の代わりに**どうぞ。

　カテキンは**お肌の酸化防止や収れん作用**、ビタミンCは**美白作用**があるため、スキンケアにも適しています。石けん、ローションやクリームの基材などさまざまに使えます。消臭効果も高いので、マウスウォッシュやエアーフレッシュナーもおすすめです。ペパーミントやスペアミントのチンキとブレンドして用いると、**夏場のデオドラントスプレー**に。

リンデン

「千の用途を持つハーブ」は
現在でも新発見が続く奇跡の植物

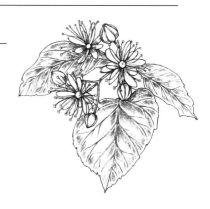

【学術名】　*Tilia europaea*

【科名】　アオイ科シナノキ属

【英名】　Linden Flower、Lime Flower

【和名】　西洋菩提樹、セイヨウシナノキ

【別名】　ライム、ティヨル、リンデンバウム

【原産地】　ヨーロッパ

【禁忌】　特なし。稀にリンデンフラワーアレルギーが報告された例もある

【使用部位】　花（苞）リンデンフラワー／白木質（リンデンウッド）

【色】　ウォッカ（黄色がかったオレンジ色）

【主成分】　ルチン、ヒペロシド、ティリロシド、ビオフラボノイド（花）、粘液質、
タンニン、フェノール酸、サポニン

【その他の成分】　精油

【働き】

花：鎮静、鎮痙、発汗、利尿、保湿（外用）、収れん、安眠効果、
緊張緩和、消化促進、血圧降下、動脈硬化改善、皮膚軟化、抗炎症、リラックス
木：利尿、むくみの改善（デトックス作用）、収れん

【使い方】

　甘く優しい香りは、はちみつと好相性。日々の飲み物に加えて飲むと、年齢とともに
失われる、関節の軟骨の弾力性減少を予防します。高血圧にも有効です。

　ナイトハーブの一つとして**安眠効果**も認められ、**入浴時に用いる**と入眠をスムーズに
してくれます。昔からお肌のトラブルに用いられ、現在でも皮膚を柔かくし、**保湿**を
目的に使われています。高い保湿力により、お肌の**バリア機能も高まり**ます。2010年に、
変形性関節症を予防する効果が発見されました。ペットケアとして、**犬の被毛の保湿**
にもおすすめ。

ルイボス

細胞一つ一つが若返る
抗酸化力の高いハーブ

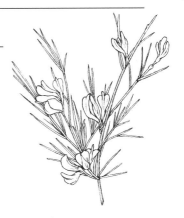

【学術名】　*Aspalathus linearis*

【科名】　マメ科

【英名】　Rooibos、RedbushTea

【和名】　ルイボス

【別名】　ブッシュ・ティー（主に現地で）

※発酵させたものはレッドルイボス、非発酵のものがグリーンルイボス

【原産地】　南アフリカ（喜望峰近くのセダルバーグ山脈の高原のみに自生）

【禁忌】　特になし

【使用部位】　葉

【色】　ウォッカ（ルイボス：濃い紅茶色／グリーンルイボス：オレンジ色）

【主成分】　ルチン、鉄、マグネシウム、カルシウム、フェノール類（カフェ酸）、
タンニン、アスパラチン、ルテリオン、ケルセチン

【その他の成分】　その他のフラボノイド類

【働き】

利尿、活性酸素除去、抗酸化、代謝促進、抗アレルギー、緩下、血糖値上昇抑制

【使い方】

　ほのかに甘く芳醇な香りで飲用やお料理、お菓子作りにも使いやすいです。**リキュールなどの代わりに香りづけとして用いる**とよいでしょう。

　抗アレルギー作用のケルセチンとルテオリンが豊富なため、**アトピーや季節の変わりめに見られる湿疹にも有効**です。お風呂に用いたり、ローションやジェルとして用いるといいでしょう。代謝促進が期待できるので、**冷えや便秘に効果**が期待できます。

　発酵されていないルイボスの茶葉であるグリーンルイボスには、特にアスパラチンが多く含まれます。血糖値の上昇を抑え、糖尿病を予防する効果がより高いといわれます。ただし、グリーンルイボスは生産者数が少なく、高価なため、日常の継続を目的にするならルイボスがおすすめです。

レッドクローバー

内側からきれいにしてくれる
女性にうれしい植物

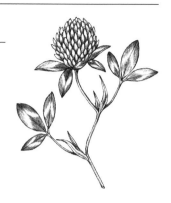

【学術名】 *Trifolium pratense*

【科名】 マメ科シャジクソウ属

【英名】 Red Clover

【和名】 ムラサキツメクサ、アカツメクサ

【別名】 一

【原産地】 ヨーロッパ

【禁忌】 妊娠中の方、血液凝固作用障害のある方、子宮や乳がんの治療を受けている方は医師に要相談

【使用部位】 花穂

【色】 ウォッカ（薄いオレンジ色）

【主成分】 イソフラボン（ゲニステイン、フォルモノネチン、プルネチン、プラテンセイン）、フェノール配糖体、フラボノイド類、クマリン、サリチル塩酸

【その他の成分】 ミネラル類、サポニン、精油

【働き】

鎮痙、去痰、鎮咳、鎮静、緩下、抗炎症、ホルモン様、エストロゲン様、浄化浄血、抗菌、催乳、美白、抗感染症

【使い方】

　古代ローマから花と葉を乾燥させてお茶として飲用し、**喉の痛みや不調に役立てて**きた歴史があります。チンキをぬるま湯に垂らしてうがいをするといいでしょう。**咳の炎症を緩和**します。また呼吸器系の感染症にも効果が期待されます。

　さまざまな**イソフラボンの種類が含まれているので、更年期障害や PMS の緩和に**役立ちます。不足しているエストロゲンを補うだけでなく、過剰な分泌も抑制してくれるので、**ホルモンバランスの調整**も期待できます。昔から湿疹や虫刺されなどの肌トラブルに使用されてきたように、**プルネチンに美白効果**があるのでスキンケアにぴったりです。デトックス作用もあるので、**むくみが気になる方にもおすすめ**です。

レモングラス

健胃作用の高いハーブは、
お料理にもおすすめ

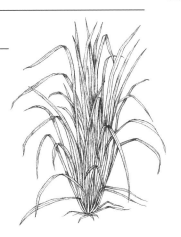

【学術名】 *Cymbopogon citratus*

【科名】 イネ科

【英名】 Lemongrass

【和名】 レモンソウ、レモンガヤ、コウスイガヤ

【別名】 ―

【原産地】 インド、熱帯アジア

【禁忌】 緑内障の方、前立腺肥大の方、敏感肌の方は注意。妊娠中の多様使用は注意

【使用部位】 地上部

【色】 ウォッカ（黄色がかった茶色）

【主成分】 シトラール、シトロネラール、リナロール、ゲラニオール、フラボノイド類

【その他の成分】 ―

【働き】

収れん、抗ウイルス、健胃、消化促進、駆風、疲労回復、貧血予防、殺菌、抗菌、防虫、風邪やインフルエンザの諸症状の緩和、頭痛の緩和、腹痛・下痢の諸症状の改善、体液循環促進、抗感染症

【使い方】

　アジア料理などに使用されることでおなじみのハーブです。**魚介類などの料理**に用いると臭みが消え、レモンのさわやかな風味が味わいを深めてくれます。**だし汁や醤油との相性も抜群**です。

　夏に活躍するレモングラスは**虫よけスプレー**を作成するときに用いるといいでしょう。精油を加えてさらに効果を高めるものよいでしょう。

　ローションやクリームの基材としても活用しやすく、お肌の引き締めにも役立ちます。**入浴の際に用いると血行を促進して疲労回復、肩こりなどの緩和**につながります。

レモンバーベナ

世界一の長寿村「ビルカバンバ（エクアドル）」
でも愛飲されてきたアンチエイジングのハーブ

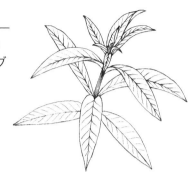

【学術名】 *Aloysia triphylla*、*Lippia citriodora*

【科名】 クマツヅラ科

【英名】 Lemon verbena

【和名】 コウスイボク（香水木）

【別名】 ベルベーヌ

【原産地】 アルゼンチン、チリ

【禁忌】 胃を刺激するので長期に渡っての多量の飲用は控える。胃に痛みがある方、敏感肌の方は注意

【使用部位】 葉

【色】 ウォッカ（濃い赤茶色）

【主成分】 シトラール、ゲラニオール、ゲラニアール、ネロール、ネラール、リモネン、ゲルマクレンD、ジンギベレン、1.8-シネオール

【その他の成分】 タンニン

【働き】

鎮静、制吐、安眠、消化促進、健胃、リラックス、リフレッシュ、抗うつ、高揚、鎮痙、緊張緩和、抗ウイルス、防虫、抗炎症、殺菌、血行促進

【使い方】

　緊張を解きほぐし、気持ちを落ち着かせる働きがあるので、フレグランスや入浴時に用いるといいでしょう。清涼感のある香りは、フランスで夕食後のハーブティーとして愛飲されています。飲み物にチンキを加えて食後にいただくのも、消化が促進されるのでおすすめです。

　鎮痛、鎮静や血行促進作用が**緊張型の頭痛、関節炎やリウマチに役立つ**ことがわかり、注目されています。血液循環をよくして**動脈硬化予防など生活習慣病予防にも役立つ**ので、アンチエイジングとしても有効です。

　感染症予防に効果があり、石けんやエアーフレッシュナーに用いるとよいでしょう。

レモンバーム

ギリシャ神話にも登場する
薬草は薬草酒としても有名

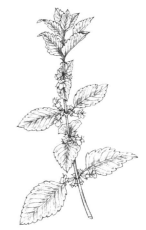

【学術名】 *Melissa officinalis*

【科名】 シソ科

【英名】 Lemon　Balm

【和名】 セイヨウヤマハッカ、コウスイハッカ

【別名】 ビーバーム

【原産地】 地中海沿岸、南ヨーロッパ

【禁忌】 前立腺肥大の方。緑内障の方。妊娠中の方。敏感肌の方。甲状腺疾患の薬
との併用は避けたほうがよい

【使用部位】 葉

【色】 ウォッカ（紅茶色）

【主成分】 シトラール、シトロネラール、β‐カリオフィレン、ゲルマクレン D、タンニン、
フェノール酸（カフェ酸、クロロゲン酸、ロスマリン酸）、苦味質、フラボノイド類

【その他の成分】 ー

【働き】

消化促進、健胃、強壮、鎮静、疲労回復、抗不安、抗うつ、発汗、解熱、鎮痛、
心のバランスを調整、抗ウイルス、解毒、抗アレルギー、皮脂バランス調整

【使い方】

　レモンのさわやかな香りは度数の高いアルコールで抽出すると、より感じやすくなりま
す。精油成分のシトロネラールが抽出されているからです。禁忌の対象に示した方は、
エッセンシャルオイルの量ほどではありませんが、精油成分が抽出されるため使用を控
えます。

　胃炎や食欲不振、不眠など**ストレス性の不調に役立ち、特に頭痛におすすめ**です。
入浴時やフレグランスとして用いるといいでしょう。抗ウイルス作用があるので、**うがい**
に用いると感染症対策になります。発汗作用もあるので**風邪の初期症状**に。頭皮にも
ヘアスプレーで使用します。

レモンマートル

イライラ、疲れが取れない、
スッキリしないときに

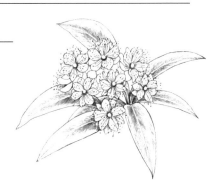

【学術名】 *Backhousia citriodora*

【科名】 フトモモ科

【英名】 Lemon myrtle

【和名】 レモンマートル

【別名】 レモンハニーマートル

【原産地】 オーストラリア

【禁忌】 緑内障の方。妊娠中の方。精油には皮膚刺激があるので注意。過剰摂取は胃への刺激になることが指摘されている

【使用部位】 葉（花も含む）

【色】 ウォッカ（薄い紅茶色）

【主成分】 シトラール、シトロネラール

【その他の成分】 ミネラル類、ビタミン類

【働き】

抗菌、抗真菌、免疫力向上、消臭、リラックス、安眠、利尿、抗ウイルス、瘢痕形成促進、鎮静、抗ストレス、消化促進、鎮痛、抗うつ、血行促進、疲労回復、むくみの改善、防虫、美肌

【使い方】

　シトラールがレモンの約 20 倍含まれ、**「レモンより強いレモンの香り」**といわれます。香りにクセのあるハーブとも相性がいいので、**チンキ同士の組み合わせに用いるものおすすめ**です。料理にも使用できます。

　フロクマリンが含まれないため光毒性の心配がないので、日中に使用目的のクラフトに使えます。オーストラリアの先住民族アボリジニが、昔から美肌目的で使用してきたことから、スキンケアにもおすすめです。

　入浴時に使用すると血行を促進し、**むくみや疲労回復**につながります。近年では**子どものウイルス性イボにも効果**があると確認されています。

ローズ

お肌だけじゃない。痛みやストレスにも
大活躍のハーブ

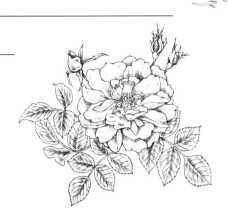

【学術名】 *Rosa gallica*（主にハーブで使用）・
Rosa damascena・*Rosa centifolia*

【科名】 バラ科

【英名】 Rose

【和名】 バラ

【別名】 ―

【原産地】 チベット、中国、ミャンマー／ gallica 種　ヨーロッパ、パキスタン

【禁忌】 妊娠中のチンキの多飲は避ける。ハーブティーとしては飲用可能

【使用部位】 花

【色】 ウォッカ（赤茶色）

【主成分】 リナロール、ゲラニオール、シトロネロール、有機酸、タンニン、食物繊維、
ビタミン類

【その他の成分】 ―

【働き】

鎮静、収れん、緩和、殺菌、強壮、神経強壮、解毒、緩下、ホルモン調整、
婦人科系不解消、抗うつ、リラックス、抗炎症、止血、安眠効果

【使い方】

　タンニンは、殺菌作用、抗炎症作用が期待できます。飲み物に数滴垂らして飲んだり、
ぬるま湯に数滴垂らして**うがい**するのもおすすめです。小さな子どもにも使用可能です。
喉の痛みの軽減にも役立ちます。リンゴ酢で抽出するとピンク色のチンキができます。

　ローションやクリームに用いると**お肌のターンオーバーを促し**ます。ウォッカで抽出
すると、豊かなばらの香りでリラックス効果も抜群です。**ストレス性の胃腸炎**には、ヨー
グルトに 2 ～ 3 滴垂らしていただくのもおすすめ。入浴時に使用すると、**ホルモンのバ
ランスを整えて**くれます。フレグランスや湯上がりのボディスプレーなどは更年期障害や
PMS などの婦人科系トラブルの緩和に役立ちます。

ローズヒップ

脂溶性のビタミン類が加わり、
最強「ビタミンの爆弾」に！

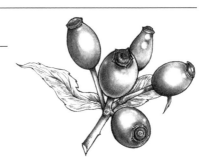

【学術名】 *Rosa canina*

【科名】 バラ科

【英名】 Rose hips

【和名】 ハマナス、イヌノイバラ、ヨーロッパノイバラ

【別名】 ドッグローズ

【原産地】 日本、中国、ヨーロッパ、チリ

【禁忌】 内用では特になし。外用では塗布後、直射日光にあたらない

【使用部位】 実（偽果）

【色】 ウォッカ（オレンジがかった赤色）

【主成分】 フラボノイド類、ペクチン、リコピン、β - カロテン、
ビタミン類（A、B群、C、E、K）、果実酸

【その他の成分】 ―

【働き】

利尿、美肌、抗酸化、緩下、ビタミン類補給、眼精疲労回復、疲労回復、強肝、
月経不順や月経痛の緩和、貧血予防

【使い方】

　メラニンの生成を抑えてシミやそばかすを防ぐ働きのある美肌作用の高いチンキです。
抽出したローズヒップは柔らかく、**漉したあとに砂糖と水で煮てジャムにアレンジ**でき
ます。**スパークリングワインにチンキと実を加えると、赤みがかったピンク色のカクテ
ル風**になります。紅茶などに加えて飲むのもおすすめです。

　通常、ビタミンCは水溶性なので体内に留まらず、流れ出てしまうのですが、ローズ
ヒップに含まれるフラボノイドが体に留め、**ビタミンCの吸収率を高める**ことがわかって
います。美肌作用のためにも、疲労回復のためにも、積極的にとりたいですね。**美白
作用が期待できるローションやクリームの基材**としてもおすすめです。

ローズマリー

世界最古の香水にも使われる
若返りの妙薬

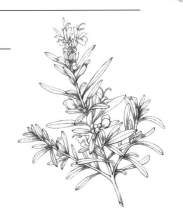

【学術名】 *Rosmarinus officinalis* ／
Salvia rosmarinus　Schleid

【科名】 シソ科

【英名】 Rosemary

【和名】 万年郎

【別名】 海の雫

【原産地】 地中海沿岸

【禁忌】 高血圧の方、妊娠中、授乳中の方。スピリタスで抽出した場合、光感作のあるクロロフィルが多いため、紫外線にあたらない。

【使用部位】 葉（花も含む）

【色】 ウォッカ（茶色）／スピリタス（茶色がかった緑色）

【主成分】 ウルソール酸、ロスマリン酸、タンニン、フラボノイド類、フェノール酸、クロロフィル、カフェ酸、ルテリオン

【その他の成分】 1.8-シネオール、α-ピネン、カンファー、ボルネオール

【働き】

抗酸化、血行促進、うっ滞除去、利尿、駆風、消化促進、抗うつ、収れん、殺菌、去痰、集中力・記憶力アップ、抗アレルギー、心機能の活性化、中枢神経の強壮

【使い方】

　フレッシュハーブを使用する場合は、開花後が理想的です。ドライハーブは季節を問わず作成することができます。**アンチエイジング効果の高いロスマリン酸**は、お肌だけでなく、脳へも働きかけます。ロスマリン酸には抗酸化のほかに**ヒスタミン抑制の働き**があり、**抗アレルギー作用が期待**できます。花粉症などに悩む方におすすめです。飲み物に垂らしたり、入浴の際に用いたりすると手軽に取り入れることができます。

　抽出時、アルコール度数の高いスピリタスなどを使用すると、**クロロフィル**が抽出されて緑色になります。スキンケアに用いるとお肌のはりがよみがえります。

ワイルドストロベリー

女性に必要とされる
栄養素が詰まったチンキ

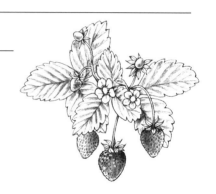

【学術名】 *Fragaria vesca*

【科名】 バラ科

【英名】 Wild strawberry

【和名】 エゾヘビイチゴ

【別名】 ヨーロッパクサイチゴ

【原産地】 ヨーロッパ、西アジア、北米

【禁忌】 通常使用するドライの葉には特に認められていない。ただし、果実は冬場、お腹の冷えた状態で食べると消化不良の原因になることも。フレッシュの葉の状態や乾燥の過程では毒性が認められるので、しっかりと乾燥させてから使用すること。実を食した場合、イチゴアレルギーの方は注意が必要。

【使用部位】 葉（実、根も含む）

【色】 ウォッカ（薄い茶色）

【主成分】 タンニン、クエン酸、鉄、カリウム、ビタミン類（B群、C、E）、粘液質、サリチル酸塩、糖質、ペクチン

【その他の成分】 精油

【働き】

利尿、貧血予防、緩下（便秘の改善）、デトックス、収れん、軽い下痢の症状に役立つ、感染症予防、解熱、肝機能亢進、抗炎症、消化器の不調緩和、殺菌

【使い方】

　ハーブティーの芳ばしい香りではなく、甘い香りのチンキです。ワイルドストロベリーに**殺菌作用と収れん作用**があることから、チンキをぬるま湯や水を張ったカップに垂らし、**マウスウォッシュ**として用いると、**歯茎を引き締め**てくれます。口臭予防スプレーとして用いるのもおすすめです。この方法は**感染予防効果もあるので、喉の炎症にも役立ち**ます。飲みやすいチンキなので、さまざまなお茶類と合わせやすいです。

　体内の浄化浄血作用が高いので、むくみの解消におすすめです。

〈参考文献〉————————————————

『精油テキスト』 日本アロマコーディネーター協会編（日本アロマコーディネーター本部）

『日本のメディカルハーブ事典』 村上志緒編（東京堂出版）

『日本のハーブ事典』 村上志緒編（東京堂出版）

『メディカルハーブ　ハンドブック』 リエコ・大島・バークレー（説話者）

『薬膳と漢方の食材小事典』 東邦大学医学部東洋医学研究室監修（日本文芸社）

『薬膳・漢方の食材帳』 薬日本堂・監修（実業之日本社）

『ALL ABOUT LIQUEURS リキュールブック』 福西英三著（柴田書店）

『アロマ&ハーブ大事典』 林真一郎監修（新星出版社）

『メディカルハーブの事典主要 100 種の基本データ』 林真一郎編（東京堂出版）

『最新版からだに効く栄養成分バイブル』 中村丁次監修（主婦と生活者）

『いちばんわかりやすい栄養学の基本講座』 川端輝江（成美堂出版）

『一生役立つきちんとわかる栄養学』 飯田薫子／寺本あい監修（西東社）

『ハーバリストのための薬用ハーブの化学』 アンドリュー・ペンゲリー著（フレグランスジャーナル社）

『生薬単』 伊藤美千穂・北山隆監修・原島広至著（丸善雄松堂）

『生薬と漢方薬の事典』 田中耕一郎著（日本文芸社）

『ハーブティー大事典』 榊田千佳子著（学研）

『植物成分と抽出法の化学』 長島司著（フレグランスジャーナル社）

『精油の化学』 長島司著（フレグランスジャーナル社）

『基本ハーブの事典』 北野佐久子編（東京堂出版）

『西洋本草書の世界』 大槻真一郎著（八坂書房）

『図説医学史』 マイヤー・シュタイネック・ズートホフ共著（朝倉書店）

『都風俗化粧伝』 佐山半七丸著（平凡社）

『メディカルハーブ安全性ハンドブック』 メディカルハーブ広報センター監修（東京堂出版）

『身近な薬用植物』 指田豊／木原浩著（平凡社）

『健やかな毎日のための栄養大全』 NHK 出版

『食の医学館』 本多京子著（小学館）

『くらしの薬草と漢方薬』 水野瑞夫／太田順康共著（新日本法規出版）

『健康食品のすべて―ナチュラルメディシンデータベース―特定保健用食品成分データベース』 日本医師会／日本歯科医師会／日本薬剤師会（同文書院）

『美肌&抗老化のためのベストスキンケア』 宇山侊男（フレグランスジャーナル社）

『正しいスキンケア事典』 小田真規子・岡部美代治・吉本伸子著（高橋書店）

『近世日本の医薬文化』 山脇悌二郎著（平凡社選書 155）

『世にも危険な医療の世界史』 リディア・ケイン／ネイト・ピーダーセン共著（文藝春秋）

『プリニウス博物誌植物薬剤篇』 大槻真一郎編（八坂書房）

『香り新書1お酒の香り』 谷村修也著（フレグランスジャーナル社）

『ヒポクラテス古い医術について』 小川政恭訳（岩波文庫）

『医学の歴史』 梶田昭著（講談社学術文庫）

『土佐日記』 紀貫之著（角川ソフィア文庫）

『知っておきたい［酒］の世界史』 宮崎正勝著（KADOKAWA）

『医学全史―西洋から東洋・日本まで』 坂井健雄著（筑摩書房）

『洪庵のくすり箱』 米田該典著（大阪大学出版会）

『修道院の薬草箱』 ヨハネス・マイヤー／キリアン・ザウム／ベルンハルト・ユーレケ（フレグランスジャーナル社）

『aromatopia』 173、174（フレグランスジャーナル社）

『ハーブソムリエテキスト』 日本ハーブソムリエ協会編（日本ハーブソムリエ協会本部）

『予約のとれないサロンのとっておき精油とハーブ秘密のレシピ』 川西加恵著（BAB ジャパン）

『その症状を改善するアロマとハーブの処方箋』 川西加恵著（BAB ジャパン）

＜参考資料＞

一般財団法人北多摩薬剤師会 https://www.tpa-kitatama.jp おくすり博物館　薬と歴史シリーズ1

熊本大学薬学部薬草園植物データベース　https://www.pharm.kumamoto-u.ac.jp/yakusodb/

長崎大学薬学部　薬の歴史　https://www.ph.nagasaki-u.ac.jp/history/research/index.html

日本メナード化粧品株式会社　https://corp.menard.co.jp/news/pdf/100901menard_3.pdf

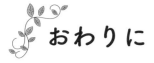

おわりに

　たくさんの本の中から、この本を手にしてくださり、そして読んでくださり、本当にありがとうございます。

　今、我が家の庭は新緑の季節を迎えています。チンキ作りで収穫した梅の花の残りは青々と大きな実となり、収穫のときを待っています。柿の木は若葉が茂り、葉と葉の間には小さな実がつき始めました。春に切り枝で買い求めた桜の枝は発根して根づき、若葉をつけ始めています。

　アロマとハーブの仕事をしていると、季節ごとの恵みを身にしみて感じ、自然の流れの一つに私の生活があるのだと実感します。

　私は子どもの頃、祖父母と過ごすことが多く、彼らは日常の中で、自然の恵みの素晴らしさをたくさん伝えてくれました。オトギリソウのチンキをはじめ、青梅の季節になると庭の木から梅を収穫し、祖父が果肉を削り、祖母が煮詰めて作る梅肉エキス、よもぎを摘んで作るよもぎ餅、熊笹を採って作ってくれる田舎粽……、あげていけばきりがありません。

　梅干しも味噌も白菜の漬け物も干し柿もすべて手作り。季節季節でこれらを口にする楽しみがありました。でも、月日が経つうち祖母が作れなくなり、あたりまえだと思っていたものが、とても大切で貴重なものであったと気づいたのです。

　娘が生まれて、ちょっとした腹痛に梅肉エキスをと思い、祖父母の作る姿を思い出しながら作ったことがありました。できあがった梅肉エキスは、小さな御猪口の底にへばりつくほどの量しかなく、それがいかに手間がかかり、たいへんなものであったかを痛感したのです。

　この本のお話をいただき、執筆したことは、自然の恵みの中で私を慈しんでくれた祖父母への、ある意味恩返しのような気がします。

おわりに

　本書を書くにあたり、東京薬科大学名誉教授の指田豊博士より、「東京都薬用植物園を訪ねるといいですよ」とアドバイスをいただきました。さまざまな薬用植物を実際に見たことは、大きな刺激となりました。

　生活であたりまえの存在になっていた植物たちと改めて向き合い、気づけば70以上のチンキを作っていました。そして、薬瓶の中で日ごとに美しい色を出す、植物の不思議と魅力に憑りつかれていきました。

　増え続ける薬瓶を、毎日1本1本丁寧に振り、観察する姿を見て、娘は幸せそうだねと笑います。娘もきっと、このひとときを植物の豊かな恵みとともに、懐かしい思い出としてくれることでしょう。

　こうしてできあがった本書が、皆様の生活をよりよく豊かにしてくれることを願ってやみません。

　末筆になりましたが、編集担当福元美月様、撮影してくださった山野知隆様、イラストの竹田久美子様、デザインの大口裕子様、さまざまなご相談に快くご対応くださいました指田先生、どうもありがとうございました。チンキというテーマを1冊にまとめる貴重な機会をくださった株式会社ＢＡＢジャパンの東口社長に心からの感謝を申し上げます。

　2023年5月　新緑が薫る日に祖父母を思い出しながら

　　　　　　　　　　　　　　　　　　　　　　　　川西 加恵

川西　加恵（かわにし　かえ）

日本ハーブソムリエ協会理事長。日本アロマコーディネーター協会認定インストラクター、日本エステティック協会認定エステティシャン。薬膳コーディネーター。「アロマハウス　ラ・メゾンフォーレ」主宰。サロンでは、卓越した手技に予約が殺到するエステティック、ハーブとアロマの楽しさ、奥深さを学ぶスクール、そしてミシュランの星つきレストランにも、ハーブティーのオリジナルブレンドを卸すハーブショップなど、アロマとハーブの可能性をとことん追求する。著者の豊富な知識に、全国からファンが集まる。著書に『とっておき精油とハーブ　秘密のレシピ』『その症状を改善するアロマとハーブの処方箋』（いずれも小社刊）。

アロマハウス　ラ・メゾンフォーレ　http://aroma-herb.net/index.html
〈インスタグラム〉
アロマハウス　ラ・メゾンフォーレ　@ aromahouselamaisonforet
日本ハーブソムリエ協会　@ herbsommelierbaggio

アロマハウス ラ・メゾンフォーレ

日本ハーブソムリエ協会

＊作成されたものはすべて自己責任となります。本書の筆者および出版社は、本書でご紹介いたしました実践例（レシピを含む）や精油、ハーブの使用によって生じた問題に対する責任を負いません。

暮らしに役立つ
ハーブチンキ事典
2023年7月16日　初版第1刷発行

著　者　川西 加恵
発行者　東口 敏郎
発行所　株式会社BABジャパン
　　　　〒151-0073 東京都渋谷区笹塚1-30-11 4F・5F
　　　　TEL: 03-3469-0135　FAX: 03-3469-0162
　　　　URL: http://www.bab.co.jp/　E-mail: shop@bab.co.jp
　　　　郵便振替00140-7-116767
印刷・製本　中央精版印刷株式会社

撮影　山野知隆　イラスト　竹田久美子　デザイン　大口 裕子

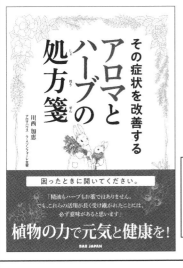
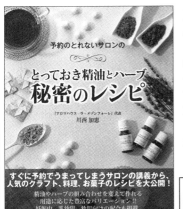

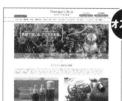

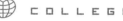